L'ASTHME

(ÉTIOLOGIE, PATHOGÉNIE ET TRAITEMENT)

PAR

Le Dr R. MONCORGÉ

ANCIEN INTERNE DES HÔPITAUX D'ALGER ET DE LYON
MÉDECIN-CONSULTANT AU MONT-DORE

CINQUIÈME ÉDITION

Ouvrage couronné par l'Académie de Médecine

PARIS

VIGOT FRÈRES, ÉDITEURS

23, RUE DE L'ÉCOLE-DE-MÉDECINE, 23

—

1928

L'ASTHME

(ÉTIOLOGIE, PATHOGÉNIE ET TRAITEMENT)

DU MÊME AUTEUR

Sur l'asthme

Observation d'asthme torpide chez un enfant (*Lyon médical*, 1895).

Trois prodromes éloignés de l'asthme (*Loire médicale*, 1895).

De l'amaigrissement chez les asthmatiques (*Archives générales de Médecine*, 1897).

La bronchite asthmatique sans asthme (*Lyon médical*, 1898).

Ictus laryngés et asthme (*Annales des maladies de l'oreille et du larynx*, 1900).

Exagération des réflexes rotuliens chez les asthmatiques (*Lyon médical*, 1902).

Asthme et laryngite striduleuse (*Loire médicale*, 1902).

Pression artérielle et réflexes rotuliens chez les asthmatiques. Loi d'opposition (*Lyon médical*, 1963).

Mécanisme de l'accès d'asthme (*Lyon médical*, 1906).

Asthme et Hépatalgie (*Lyon médical*, 1907).

Asthme et abcès de fixation (*Revue du Mont-Dore*, 1908).

Considérations générales sur l'asthme (*Le Larynx*, 1909).

Les trèves de l'asthme (*Médecine moderne*, 1810).

De la méthode dans le traitement de l'asthme (*Journal de Médecine interne*, 1911).

Un type asthmatique hépato-pulmonaire (*Journal de Médecine interne*, 1913).

Asthme et foie biliaire (*Lyon médical*, 1927).

Autres publications

Un cas de cancer du pancréas (*Province médicale*, 1889).

Des laryngoplégies unilatérales (*Thèse inaugurale*, 1890).

Note sur la paralysie dans la maladie de Parkinson (*Lyon médical*, 1891).

Le murmure sous-claviculaire chez les tuberculeux (*Lyon médical*, 1892).

Un cas d'ulcère perforant de la cloison et de mal de Brigt (*Revue Internationale de Rhinologie, Otol. et Laryng.*, 1894).

De la respiration faible physiologique à droite (*Lyon médical*, 1894).

Un cas de tachycardie paroxystique chez un tuberculeux (*Loire médicale*, 1895).

A propos de trois cas d'ictus laryngés (*Archives de Laryngologie et d'Otol.*, 1896).

Séméiologie de certains râles unilatéraux (*Lyon médical*, 1896).

Un cas de souffle extra-cardiaque musical (*Loire médicale*, 1897).

La phtisie commune et la première loi de Louis (*Lyon médical*, 1898).

Hémoptysies tuberculeuses et rapports sexuels (*Médecine moderne*, 1899).

Vertiges et ictus laryngés (*Annales des maladies de l'oreille et du larynx*, 1892).

Traitement hydro-minéral du Mont-Dore (in *Traité de thérapeutique de Manquat*, 3ᵉ édition et suiv.).

Eczéma humide et Mont-Dore (in *Revue du Mont-Dore*, 1906).

La névralgie ciliaire idiopathique (*Clinique Ophtalmologique*, 1911).

Nature tuberculeuse de l'ulcère simple de l'estomac (*Lyon médical*, 1920).

L'ASTHME

(ÉTIOLOGIE, PATHOGÉNIE ET TRAITEMENT)

PAR

Le D' R. MONCORGÉ

ANCIEN INTERNE DES HÔPITAUX D'ALGER ET DE LYON
MÉDECIN-CONSULTANT AU MONT-DORE

CINQUIÈME ÉDITION

Ouvrage couronné par l'Académie de Médecine

PARIS

VIGOT FRÈRES, ÉDITEURS

23, RUE DE L'ÉCOLE-DE-MÉDECINE, 23

1928

AVANT-PROPOS DE LA PREMIÈRE ÉDITION (1)

Il semble que tout ait été dit sur l'asthme et qu'on arrive trop tard sur un sujet trop vieux. L'asthme, en effet, apparaît comme une des maladies les mieux étudiées, les mieux connues, les plus clairement définies de la pathologie interne, et on l'a depuis longtemps cristallisé en quelques schèmes heureux et d'usage commode : dyspnée paroxystique nocturne d'allures dramatiques, voilà pour la symptomatologie ; asthme essentiel et pseudo-asthmes, voilà pour la conception étiologique et pathogénique ; iodure et arsenic pendant la période intercalaire, morphine dans l'accès, voilà pour le traitement. Tel est, sommairement, le bagage d'équations simples, faciles à retenir, qui servent aux élèves pour leurs examens et aux médecins dans leur carrière ; c'est d'un utile « raccourci », c'est un tout parachevé et complet, un de ces problèmes admirablement résolus qui reposent et consolent de tant d'autres problèmes à résoudre.

Et que l'on consulte les travaux récents, thèses, livres classiques, publications diverses, tous — sauf de rares et louables exceptions — se succèdent et se ressemblent, se répétant à l'envi, quand ils ne se copient pas mot à mot, et ne diffèrent guère que par la signature. Et du nombre respectable des monographies, de

(1) La première édition a été publiée en 1909.

la majestueuse ampleur des *Traités de médecine*, de l'uniformité des textes, du parfait accord des auteurs, de ce *consensus omnium* il se dégage une impression de vérité quasi-dogmatique, définitivement promulguée, banale à force de certitude, et on arrive à conclure, sous le poids de tant d'autorités, que la question ne se pose plus, que les débats sont clos, que toute curiosité nouvelle est désormais vaine et tout nouvel effort stérile. La cause est entendue, jugée, classée ; l'asthme « est fait ».

Or, il n'en est rien. Il faut en rabattre d'une telle présomption et reconnaître que les débats sont loin d'être clos, que la question demeure toujours et largement ouverte. Nous prenons trop volontiers des faits pour des explications ; nous voyons des asthmatiques et nous croyons voir l'«asthme». Comme pour tant d'autres choses, cette affection paraît simple à qui l'ignore. L'asthme n'est simple et clair qu'en apparence; il est en réalité très complexe et difficile, d'étiologie ondoyante et diverse, de mécanismes pathogéniques obscurs, de thérapeutique nuancée et de délicate opportunité. Et il faut avoir vu et examiné des malades comme il nous est donné d'en voir et d'en examiner au Mont-Dore, qui est comme le « lieu commun » des asthmatiques du monde entier, il faut avoir pratiqué l'asthme pendant de longues années pour se faire une juste idée de la variété de ses formes typiques ou atypiques, de l'incertitude des habituels concepts pathogéniques, et des difficultés dans les applications thérapeutiques.

Voici une nouvelle contribution à l'étude de cette

question, question plus importante et plus intéressante qu'on ne saurait croire, car l'asthme n'est pas une entité nosologique enfermée en des limites étroites, ce *n'est pas une affection isolée et isolable, mais une affection qui touche au contraire à toute la pathologie.* Cet ouvrage n'est pas un Traité complet sur la matière; je me suis borné à l'étiologie et à la pathogénie comme étant plus propices à l'exposition de certaines idées personnelles, et à la partie thérapeutique comme étant la plus utile. En pathogénie, j'incline vers un large éclectisme, rejetant toute autre théorie systématique ; en thérapeutique, je ne viens pas proposer un remède ou des remèdes, ni *un* traitement, mais une *méthode* de traitements adéquats au plus grand nombre de types cliniques.

Ce livre est le fruit de vingt ans de pratique et s'appuie sur environ 4.000 observations. On peut en pareil cas avoir quelque opinion sur l'asthme ; et si l'on est sans grand mérite à recueillir et à classer des matériaux qui s'offrent d'eux-mêmes, on se sent pour ainsi dire tenu de rendre ce qu'on reçoit, de déborder hors de son cadre habituel, et on serait presque inexcusable de ne point faire profiter autrui, médecins et malades, de son expérience personnelle.

Je me suis efforcé surtout de faire œuvre pratique, clinique, et j'ajoute œuvre critique, en combattant certaines idées classiques trop schématisées, trop sommaires, et certaines théories nouvelles trop absolues. Avec le souci d'être utile, j'ai l'espoir d'être vrai... Aurai-je réussi à convaincre ?... Le public médical appréciera.

AVANT-PROPOS DE LA CINQUIÈME ÉDITION

Je ne change rien à cet avant-propos écrit il y a une vingtaine d'années, sauf le chiffre de la statistique élargie par le temps et qui porte sur 12.631 cas (1). Vingt ans, longue période en médecine ; les théories sont convaincues d'erreur ou prouvent leur vérité, les méthodes thérapeutiques ont plus ou moins épuisé leur destin. Le recul est suffisant pour mesurer le chemin parcouru, et apprécier les résultats acquis.

Ce livre, révolutionnaire à son heure, fut une entreprise de démolition de l'idole classique, « l'asthme essentiel ». J'ai écrit cette phrase audacieuse pour l'époque, la soulignant en italique « *Il n'y a pas d'asthme essentiel* », ajoutant d'ailleurs « L'effet étant aux poumons, cherchez la cause, et cette cause peut être partout, dans l'organisme tout entier, dans les milieux humoraux, et dans chacun des organes ou systèmes d'organes ». Qui admet actuellement l'asthme essentiel ? Qui en parle, sinon pour le rejeter ? L'unanimité d'hier qui l'affirmait se retrouve dans l'unanimité d'aujourd'hui qui le nie. Tout asthme est donc symptomatique ; nouveau dogme qui remplace l'ancien. Et, partant, de ce principe, j'ai demandé qu'on examinât moins sommairement les asthma-

(1) Cette statistique se décompose ainsi : 5923 hommes, 5676 femmes, et 1052 enfants au-dessous de douze ans (554 garçons et 498 filles).

tiques, qu'on les examinât des « pieds à la tête » et qu'on ne se contentât plus de ce diagnostic insuffisant, *asthme*, mais qu'on franchît le seuil d'une entité nosologique, si claire, si bien ordonnée dans les livres, mais si fausse dans la réalité clinique. Et c'est en procédant ainsi, en fouillant systématiquement les antécédents héréditaires ou personnels de mes malades, en portant sans idée préconçue l'investigation dans tous les domaines organo-physiologiques, que j'ai été amené peu à peu à la *doctrine hépatique de l'asthme* déjà nettement précisée dans les éditions antérieures.

L'asthme étant symptomatique, j'ai pu dire en déduction corollaire : « Il n'y a pas *un* traitement de l'asthme, il y en a autant que d'asthmatiques », invitant ainsi à s'affranchir du traitement *omnibus* et de la routinière thérapeutique habituelle.

J'ai proposé également de considérer l'asthme, symptôme, comme fonction d'un état général : « Tout asthme sous-entend une infection ou une intoxication; cette conception est à mon avis la clef de voûte de l'édifice asthmatique. » Proposition que les auteurs ont depuis ratifiée.

J'ai écrit enfin : « L'asthme n'est pas une affection isolée et isolable, mais une affection qui touche à toute la pathologie », lui ouvrant ainsi de larges horizons, accroissant considérablement son intérêt, accroissant en même temps ses difficultés, car « l'asthme n'est simple et clair qu'en apparence, il est en réalité complexe et difficile ». Qu'il soit difficile, on s'en est aperçu depuis, on s'en aperçoit tous les jours ; l'asthme qui apparaissait autrefois comme un type de question définitivement résolue, parachevée, de contours immobiles, toute curiosité épuisée, se révèle aujourd'hui plein de mystères et plein d'attraits, fertile en innombrables recherches. Ce ne sont que théories, hypothèses, mots nouveaux forgés pour de nouvelles idées, travaux ingénieux qui jusqu'à présent, faut-il le dire, sont plus un témoignage de difficultés qu'un faisceau de lumière. « Les débats sont loin d'être clos, la question demeure toujours et largement ouverte », déclarais-je dans la première édition de ce livre, et l'avenir a prouvé le bien fondé de cette réflexion. La même réflexion, aussi justifiée aujourd'hui qu'hier, terminera ce deuxième avant-propos.

Mont-Dore, 20 février 1928.

PREMIÈRE PARTIE

ÉTIOLOGIE ET PATHOGÉNIE

L'asthme se fait en deux temps, comprend deux étapes : une étape partant de la périphérie ou du milieu intérieur de l'organisme pour aboutir au carrefour bulbaire — c'est la *voie centripète ;* une étape partant de ce carrefour, pour gagner le champ respiratoire, pulmonaire ou nasal, — c'est la *voie centrifuge.*

La plupart des auteurs qui ont écrit sur la question — traités classiques, publications diverses, etc., — ont consacré des développements suffisants à l'étude de la voie centrifuge, la considérant, à tort d'ailleurs, comme étant *toute* la pathogénie de l'asthme. Or elle n'en est qu'une partie, étant le mécanisme de l'accès, c'est-à-dire d'une terminaison. Sans vouloir méconnaître son originalité explosive, ni la dépouiller de son importance et de son intérêt, il convient d'admettre sa subordination à la voie centripète ; elle est à celle-ci ce que la conclusion est aux prémisses, le résultat au principe, rien de plus. C'est le drame-effet qui se joue bruyamment à la rampe, dominé par le jeu mystérieux des coulisses.

On connaît les diverses théories proposées pour l'explication du « réflexe asthmatique » envisagé dans sa seule voie centrifuge. Elles visent le trouble dyspnéique et le trouble vaso-sécrétoire. On peut les ranger sous les trois chefs principaux suivants :

1° Théories chimiques ;
2° Théories mécaniques ;
3° Théories de l'asthme-névrose (1).

Je ne me propose point d'étudier cette voie centrifuge et de discuter les doctrines successives qui s'y rattachent ; les traités classiques suffisent actuellement à cette besogne. Il faut d'ailleurs reconnaître qu'ils ne nous versent là-dessus que d'obscures clartés. Si, procédant par exclusion, on arrive à opter pour la théorie de l'asthme-névrose, — névrose par excitation plutôt que névrose paralysante, — cette théorie même, assez vraisemblable, mais tirée des seuls faits cliniques, manque de base certaine, de ce contrôle indispensable de l'expérience physiologique, répétable à volonté, qui emporte la conviction. Et on sait combien sont confuses et contradictoires jusqu'à présent les données expérimentales sur le centre respiratoire, sur le pneumogastrique, sur le sympathique. Avant de se prononcer, il convient donc d'attendre des renseignements complémentaires, plus clairs et plus probants.

On admet généralement, aujourd'hui, que la contracture des muscles inspirateurs est due à l'irritation

(1) Voir G. Carrière (*Traité des maladies de l'appareil respiratoire.* Deuxième édition, 1908. Vigot frères, éditeurs) et Schlemmer (*Théories pathogéniques de l'asthme,* 1887). — Voir également l'article « Asthme » d'Ameuille et Bordet dans les maladies de l'Appareil respiratoire (*Traité de Pathologie médicale et de thérapeutique appliquée,* 1922).

du pneumogastrique, que le bronchospasme dépend de l'excitation du pneumogastrique et du sympathique, et que l'excitation de ce dernier conditionne les troubles sécrétoires. Ces deux nerfs, qui ont des anastomoses, fonctionnent synergiquement, en système complet (para-sympathique, de Langley ; symvague, de Sicard).

Mon but est d'étudier l'étiologie et la pathogénie de la seule « voie centripète ». Celle-ci est toujours insuffisamment traitée par les auteurs, quand ils veulent bien s'en occuper ; elle leur paraît quantité négligeable ; parfois même on la passe complètement sous silence, comme si elle n'existait pas. Or elle est la pathogénie importante par excellence, car elle est la causalité profonde, péremptoire, du réflexe ; elle est la source de la « maladie » elle-même. Son chemin physiologique, plus discret, est aussi intéressant, et il faut ajouter aussi difficile à étudier, aussi obscur ; il ne lui manque que ces incidents dramatiques, bruyants, qui ont confisqué par ailleurs l'attention des pathologistes. Elle domine la voie centrifuge comme la cause domine l'effet, et il est probable qu'elle imprime à celui-ci, c'est-à-dire à l'accès, — dans ses proportions dyspnéiques ou vaso-sécrétoires, — un cachet spécial, comme une marque originelle, que nous ne savons pas voir encore mais que nous apprendrons à discerner plus tard ; sur la physionomie de l'accès on finira sans doute par lire et la cause première et le mécanisme causal. Enfin et surtout, elle est la clef de la thérapeutique rationnelle ; à ce titre, titre suffisant, elle mérite mieux encore qu'une pure curiosité scientifique fertile en hypothèses, elle s'impose à la sollicitude pratique du médecin.

Il serait arbitraire de séparer la voie centripète de l'étiologie proprement dite. Celle-ci, en effet, commande celle-là, le mécanisme pathogénique varie d'après la variété causale. Que l'influence morbigène initiale, spontanée ou non, procède des milieux extérieurs ou du milieu intérieur, cette cause première une fois mise en mouvement provoque des réactions successives, une série d'opérations, de modifications intermédiaires, autant de causalités secondes, enchaînées, qui viennent de proche en proche impressionner le bulbe. Distraire la voie centripète de l'étiologie serait s'exposer à un retour en arrière avec d'inévitables répétitions, pour raccorder les processus pathogéniques au *primum movens* excitateur et rompre artificiellement une chaîne physiologiquement et cliniquement ininterrompue. Etiologie et pathogénie, ceci complétant cela, seront donc traitées de front, pour plus de méthode et de clarté.

On divise habituellement les causes de l'asthme en causes principales ou secondaires, générales ou particulières, prédisposantes ou déterminantes, intrinsèques ou extrinsèques, etc., etc. ; les premières conditionnent les secondes, celles-ci provoquant le plus souvent à bref délai, celles-là agissant à plus ou moins longue échéance. Ces grandes divisions claires, précises en apparence, le sont moins en réalité. Telle cause, envisagée « en soi », trouve aussi logiquement sa place dans l'une que dans l'autre catégorie ; telle autre, en certains cas, du second plan passé au premier ou inversement ; quant à l'appréciation « de temps » elle est de formule bien arbitraire., Si l'on pouvait doser exactement l'apport de chaque élément générateur, évaluer l'importance *quantitative* où l'énergie de son déterminisme, il serait facile d'établir l'habituelle subordination et la hiérarchie des causalités. Mais il n'en est rien ; tout est imprévu, nuance, fantaisie dans les proportions, tout est mélange. Et il est impossible, pour la même raison, d'étudier les causes de l'asthme d'après ses formes cliniques ou de conception physiologique, — essentiel, symptomatique, réflexe, nasal, neurasthénique (Brugelmann), toxhémique, etc., etc. Il n'est point entre elles de frontières, de ligne nette de démarcation. Elles se confondent ; leurs causes se confondent également. De telles classifications qui visent à la synthèse sont trop doctrinales. Elles ont tendance à violenter les faits, lesquels se plient mal à la tyrannie du concept, leur logique étant plus complexe que la logique de notre esprit.

Toutes ces « catégories », très artificielles, sont d'utilité contestable. Elles ont de plus l'inconvénient de grouper pêle-mêle, au petit bonheur, les choses les plus disparates. Certains auteurs réunissent, par exemple, dans les causes occasionnelles, l'ipéca, le coït, le coryza, l'effort, la tuberculose, etc., etc. ! D'autres causes sont traitées avec un égal discernement... Je me souviendrai de toutes ces classifications, sans les suivre. Autre sera ma méthode. Après avoir commencé par l'étude des causes qui me paraissent

les plus importantes, j'aborderai l'étiologie et la pathogénie par organes et systèmes d'organes, et terminerai
par des causes de moindre importance ou accessoires.
Méthode plutôt énumérative, comme on voit, sans
préoccupation d'ordonnance doctrinale, mais méthode
pratique, car elle permet de grouper des faits de même
nature et d'édifier sur tel ensemble homogène de causalités une théorie pathogénique rationnelle, ou tout
au moins vraisemblable.

Il n'y a pas de maladies, dit-on souvent, il y a des
malades. Ceci est surtout vrai dans l'asthme, et dans
l'étiologie de l'asthme. Avant tout, il y a « des asthmatiques » ; ce sont des individualistes à outrance, « des
personnalités très accusées », remarque Trousseau.
Avec eux, il n'est pas d'invraisemblances étiologiques,
et Brissaud écrit avec raison : « Tout est possible, et,
même en présence de certaines bizarreries, le scepti-
cisme aurait tort. »

<h3 style="text-align:center">§ I. — MALADIES GÉNÉRALES</h3>

<h3 style="text-align:center">Intoxications et infections. Auto-Intoxications</h3>

*Les maladies générales, les intoxications et infec-
tions dominent l'asthme,* comme elles dominent d'ailleurs toute la pathologie, et c'est par leur étude qu'il
convient, logiquement, d'ouvrir ce premier chapitre.

A ne considérer que le seul domaine névrotique,
on connaît des hystéries toxiques, des épilepsies toxiques, et certains pathogénistes modernes ont une tendance très nette à établir d'autres névroses plus ou
moins bien définies, — neurasthénies, vésanies

diverses, — sur le terrain toxique ou infectieux. On
a déjà décrit des asthmes toxhémiques (Percepied).
Dans ces cas d'ordre un peu spécial, l'origine toxi-
infectieuse de l'asthme semble s'imposer d'elle-même,
elle émerge du fait clinique ; mais ce n'est pas à dire
que d'autres cas, — ou que l'asthme en général, —
ne puissent se réclamer de la même pathogénie ; au
contraire. Elle est seulement plus complexe, plus
obscure, elle a besoin d'être cherchée dans l'histoire
lointaine du malade. Ce n'est plus un mouvement
antécédent immédiat, une cause déterminante ou occasionnelle apparaissant vivement, c'est un état dyscrasique latent à analyser, à déceler, ou une filiation
d'états seconds sous la dépendance d'une cause initiale
toxhémique qu'il s'agit de découvrir. Simple question
de plus ou de moins dans les difficultés de l'investigation. Généraliser, étendre à tout asthme le bénéfice
de la conception toxi-infectieuse, est une théorie aussi
séduisante que rationnelle, proposée et justifiée par
la clinique ; théorie propre à bien éclairer les étapes
ou le mécanisme du syndrome, et féconde en déduc-
tions thérapeutiques.

Intoxications. — L'intoxication en général agit sur
tout l'organisme ; telle intoxication n'agit que sur
certaine partie de l'organisme, avec l'idiosyncrasie
propre à chacune. Je n'ai pas à entrer dans l'étude
approfondie de l'intoxication, mais à retenir brième-
ment ce qui importe à mon sujet, soit son action sur
le milieu humoral, — sur le système nerveux, — sur
le système respiratoire, — sur le foie.

L'intoxication modifie ou détruit les leucocytes de la *lymphe*. Elle détruit ou altère les globules du *sang* (poisons globulaires), diminue ou augmente sa coagulabilité (poisons plasmatiques), et la densité sanguine troublée provoque le trouble de l'osmose, par conséquent de la vie cellulaire. Le sang est l'aboutissant de tous les poisons (Bouchard), mais il se débarrasse assez rapidement de tout élément étranger, matières solubles ou agents figurés ; le poison se fixe sur les cellules des organes et des tissus suivant une affinité variable. Le sang véhicule, distribue, plus qu'il ne retient.

L'action du toxique sur le *système nerveux* est tantôt directe, par élection spécifique sur l'anatomie nerveuse, tantôt indirecte, par l'intermédiaire du sang. Tel est, en résumé, le double mécanisme de la *neurotoxie*. Je n'ai pas à aller plus loin dans l'étude de cette action ; retenons seulement ce fait, d'importance capitale pour la question de l'asthme, c'est que, règle générale, *l'intoxication au début et à petites doses conditionne l'hyper-réflectivité*. Ce n'est qu'à la longue, ou à doses massives, que l'intoxication amène l'hypo-réflectivité, par fatigue, épuisement ou mort de la cellule nerveuse.

Les poisons agissent diversement sur *l'appareil respiratoire*, indirectement par la voie sanguine ou par la voie bulbaire, ou directement : effet réflexe, effet direct. Quelques poisons possèdent cette double action. Les vapeurs d'ammoniaque, de térébenthine inhalées, les gaz irritants excitent les terminaisons du pneumogastrique, provoquant ainsi des modifications de rythme ; les effets sont les mêmes quand l'inhalation est pratiquée *in situ* par une canule trachéale, supprimant ainsi le réflexe spasmodique des voies supérieures, nez, larynx. La fumée de tabac, cause d'accès chez certains prédisposés, peut agir directement, par irritation locale, indépendamment de l'action générale de la nicotine, poison convulsivant, qui impressionne surtout le bulbe et la moelle.

Les poisons minéraux ou les alcaloïdes altèrent le *foie*, dans ses conduits biliaires et surtout dans la structure intime de son parenchyme. Insuffisant en tout ou en partie, l'organe n'est plus à la hauteur de son rôle physiologique dans l'élaboration des ingesta et reste au-dessous de sa tâche protectrice, créant ainsi une nouvelle cause d'intoxication surajoutée à la première. C'est un foie toxique et un hépatisme toxique, que le rein supplée et soulage dans une certaine mesure. De ce dernier organe je ne dirai rien pour le moment ; sa fortune, dans l'intoxication en général, est liée à celle du foie. Le système hépato-rénal fonctionne synergiquement et fléchit en bloc sous le poison, et avec lui fléchit le plus grand appareil de défense de tout l'organisme.

Les observations d'asthme dues à l'intoxication pure sont très rares, que le poison minéral soit d'ordre professionnel, accidentel, thérapeutique (1). Peut-être les faits ont-ils passé inaperçus ; ou bien, quand il s'agit de poisons bulbaires ou respiratoires, la dose

---

(1) Cette remarque, exacte avant 1914, ne l'est plus depuis la guerre. Les gaz toxiques, asphyxiants, ont créé l'asthme de toutes pièces chez des individus jusqu'alors indemnes, ou l'ont réveillé chez des malades depuis longtemps guéris. J'en ai vu de fréquents exemples. Ils sont consignés dans la thèse de Harpedanne de Belleville (Bordeaux, 1919).

nécessaire pour l'excitabilité, la « dose asthmogène »
est-elle tout de suite dépassée par l'ingestion massive,
ce qui arrive le plus souvent dans les empoisonne-
ments aigus. Ou bien encore dans les cas d'intoxication
chronique, les phénomènes de filiation sont trop complexes, l'effet trop éloigné de la cause, et celle-ci
échappe à l'observateur. L'intoxication chronique
agit en modifiant profondément la nutrition, ou en
perturbant l'anatomie et la physiologie d'un organe
important ou d'un système d'organes.

Je ne connais pas, dans la littérature médicale, de
faits d'asthme produits par l'intoxication mercurielle
par exemple, arsenicale, cuprique, etc., etc. ; mais
j'ai vu des accès provoqués par les vapeurs d'éther ou
de chloroforme. J'ai vu, d'autre part, l'intoxication
chronique par le chloroforme, par la morphine,
aboutir à l'asthme.

On a décrit un asthme saturnin — le plomb poison
des hématies — et Bouquet vient de donner une observation d'asthme saturnin aigu.

L'intoxication gazeuse par CO_2 est fréquemment
asthmogène.

L'alcool peut être la cause initiale de l'asthme, mais
il agit par processus complexes, par d'autres causes
médiates plus tangibles, d'une asthmogenèse plus
évidente, hépatique, rénale, cardiaque, intestinale,
etc. On peut en dire autant du tabac.

Infections. — Les infections agissent par les
microbes et par les sécrétions microbiennes. Elles
agissent sur l'organisme tout entier, sur l'organe et

sur les systèmes d'organes, à la surface et dans la profondeur des tissus et sur tous les milieux humoraux qui baignent l'économie. Le *sang*, peu toxique habituellement, le devient sous l'influence de l'infection qui le modifie dans ses éléments figurés et dans ses éléments solubles. Il peut même devenir hypertoxique comme dans certaines affections cutanées d'origine rénale, ou certaines dermatites (Quinquaud). Le *rein* modifie son épithélium ; l'urine devient plus toxique. Les conduits biliaires s'enflamment, la structure intime du *foie* se trouble profondément : foie infectieux et hépatisme infectieux. Les tuniques de l'*intestin* s'irritent et ses mouvements péristaltiques s'exagèrent. Elles agissent sur le *poumon*, vaste surface sanguine, et dans une certaine mesure organe d'arrêt du microbe (Roger, P. Courmont). Sur les *centres nerveux, bulbaires*, excitant la vague, soit fonctionnellement, dynamiquement, soit en altérant son histologie, faisant de la névrose ou de la névrite. Elles agissent sur la *nutrition*, touchant aux échanges, modifiant les déchets, troublant ce laboratoire microscopique de la cellule, où s'opèrent les analyses et les synthèses biologiques obscures qui assurent la vie organique, et le métabolisme dégradateur des éléments apportés (1).

Les microbes agissent : 1° par *eux-mêmes*, comme éléments étrangers irritatifs, *in situ*, soit sur la cellule, soit sur l'extrémité nerveuse, provoquant un réflexe direct ; 2° par leurs *toxines*, lesquelles à leur tour agissent, *a*) par intoxication humorale, *b*) par vasodilatation ou vaso-constriction, provoquant un réflexe

____

(1) Voir Charrin, in *Traité Charcot-Bouchard*.

à distance. Les toxines amènent des oscillations diverses de pression ; elles sont, règle générale, *hypotensives*, surtout la tuberculine. En ce qui regarde les poumons, qui semblent constituer pour elles un champ particulier d'élection, — et ceci vise directement la question de l'asthme, — les toxines ont une action complexe. Elles irritent les fibres motrices des muscles des bronches (Furnbruger), ou agissent sur les nerfs vaso-moteurs des vaisseaux pulmonaires, ou enfin, absorbant pour leur destruction une partie de l'oxygène du sang, elles augmentent la dose de CO_2, poison bulbaire, qui provoque la dyspnée.

Quand on connaît la facilité avec laquelle se diffusent microbes et toxines dans l'économie, leur action multiple sur les organes, et spécialement sur les poumons et le système nerveux, on peut prévoir à *priori* leur rôle dans l'étiologie de l'asthme. On relève, en effet, *très fréquemment* les maladies infectieuses comme causes asthmogènes, proches ou éloignées ; et les joignant aux maladies toxiques, on peut dire que *tout asthme sous-entend une infection ou une intoxication. Cette conception est, à mon sens, la clef de voûte de l'édifice asthmatique.* Parmi les affections aiguës, on doit citer notamment la grippe, la rougeole, la coqueluche, la fièvre typhoïde ; plus rarement la diphtérie, la scarlatine, la variole. Il faut faire une place à part, prépondérante, à la rougeole et surtout à la coqueluche, affection où domine le plus l'élément nerveux. Sajous l'a notée souvent dans les antécédents des malades atteints du rhume des foins ; il y a un élément spasmodique commun entre la coqueluche et l'asthme, et la toux coquelucho�de est assez fréquente chez les enfants asthmatiques (1). Parmi les affections chroniques, la tuberculose surtout, et d'autres fois la syphilis.

Eichorst admet que l'asthme peut être une forme larvée de l'impaludisme ; j'ai observé un retour caractéristique d'accès sous l'influence paludéenne chez un ancien asthmatique. A. et F. Boucheron donnent deux cas d'asthme streptococcique chez des porteurs de rhinite à streptocoques (1). On trouve souvent dans les crachats asthmatiques, — indépendamment des bacilles de Koch, dans les cas symptomatiques de tuberculose et je parlerai plus tard et plus amplement de cette dernière affection, — on trouve des streptocoques, des pneumocoques, accompagnés de tétragènes d'abondance variable. Il faut rapprocher de l'asthme streptococcique pur les faits expérimentaux de Dunbar avec sa toxine relatifs au hay-fever, faits discutés, contestés au point de vue clinique, mais théoriquement vraisemblables.

Les maladies générales, infectieuses, amènent l'asthme soit à la période d'invasion, soit, plus fréquemment, dans la convalescence ; il est exceptionnel de le voir apparaître dans la période d'évolution. Tantôt elles appellent l'asthme pour la première fois, tantôt le rappellent après une longue trève ; et suivant l'époque d'apparition, on peut les concevoir comme causes provocantes ou causes prédisposantes. Voici un

(1) Voilà pourquoi le diagnostic de l'invasion de la coqueluche est souvent difficile chez des enfants asthmatiques pouvant avoir, ou ayant déjà, de la toux coquelucho�de.

(2) *Société de biologie*, 1898.

exemple typique de l'influence d'une maladie infectieuse : un boulanger, non asthmatique, prend la fièvre typhoïde ; dès la convalescence, hyperexcitabilité nasale, gêne par les poussières professionnelles et par l'odeur du pain frais, développement d'un coryza apériodiques tenace. Il change de profession, devient boucher, et l'asthme nasal continue sous l'influence de l'odeur des bestiaux.

Autre exemple : un jeune fille de vingt ans, sans antécédent asthmatique personnel ou héréditaire, contracte au mois d'avril une grave angine diphtéritique ; en juin suivant première et violente manifestation de rhume des foins.

Auto-intoxications. — Ces auto-intoxications participent des intoxications et des infections, celles-ci favorisées et aggravées par celles-là, suivant la règle générale.

On trouve dans l'estomac, affecté de dilatation avec hypersécrétion permanente, une substance convulsivante, qui serait une syntonine, provoquant la tétanie et la dyspnée (Bouveret et Devic).

Dans un tube intestinal : on trouve : 1° des produits toxiques versés par les sécrétions normales. Et parmi ceux-là, il faut citer en première ligne la bile et les sels biliaires, comme pouvant amener de notables modifications respiratoires ; 2° des produits toxiques par l'action de ces sécrétions sur les aliments ; 3° des produits toxiques attribuables aux micro-organismes qui peuplent la cavité intestinale en si grande quantité, surtout dans la dernière partie de l'intestin grêle ;

poisons des agents figurés des putréfactions gastro-intestinales, toxalbumines d'origine diverse, végétale et surtout animale, leucomaïnes, ptomaïnes.

On a donc des auto-intoxications *endogènes* et des auto-intoxications *exogènes*. Celles-ci sont de beaucoup les plus importantes, d'un déterminisme plus vigoureux et plus tangible. Microbes et poisons agissent :
— sur le *foie* ; ils produisent par angiocholite ce que Gilbert appelle la « diathèse d'infection », qui n'est qu'un hépatisme infectieux, cholémique, avec hypertension portale secondaire, et finalement altèrent la cellule hépatique ; — sur le *rein* ; ils commandent en grande partie la toxicité de l'urine, toxicité en rapport avec la richesse des acides sulfo-conjugués. On connaît l'action convulsivante de certaines urines, surtout des urines du sommeil, plus convulsivantes que celles de la veille, action qu'elles empruntent principalement à leurs sels de potasse ; il y a une forme asthmoïde de l'urémie ; — sur le *système nerveux ;* si, en général, les intoxications conditionnent l'hyper-réflectivité, il faut le dire à plus forte raison des auto-intoxications. La plupart des poisons autogènes sont *convulsivants*, donc d'asthmogenèse possible ; — sur le *poumon ;* les alcaloïdes des aliments, surtout de la viande sont « dyspnéisants », déterminant de notables modifications respiratoires soit sous forme de respirations périodiques, soit sous forme apériodique (1). Barié, Cuffer ont signalé des accidents pulmonaires paroxystiques dans certains troubles gastro-intestinaux, liés vraisem-

(1) Picard. *Thèse de Paris*, 1897.

blablement à l'intoxication. Bayer cite une observation
d'un état aigu de la muqueuse gastro-intestinale compliqué d'asthme ; j'ai noté assez fréquemment l'embarras gastrique fébrile comme cause occasionnelle
d'accès. La dyspnée *sine materia* purement toxique
fait partie de la symptomatologie de la forme algide
de l'infection gastro-intestinale des nourrissons
(Lesage) (1). Enfin, d'après certains auteurs (Marfan,
Hauser, Comby), l'asthme de Kopp ou de Millar serait
lié à l'intoxication gastro-intestinale ; opinion partagée
par Rehn, Ganglofner, etc. (2).

L'indigestion, qui est un empoisonnement, peut
être provocatrice d'accès. Certains aliments (huîtres,
moules, fraises) sont plus nettement, plus classiquement provocateurs : un de mes malades, asthmatique,
eut un accès sous l'influence de l'ingestion de moules ;
à quinze ans d'intervalle, nouvel accès, dû à la même
cause. Il est des substances dont l'action semble spécifique chez certains asthmatiques et qui sont de vrais
poisons idiosyncrasiques ; ainsi l'*ail*, l'*oignon*, le *café*,
l'*alcool* à très petites doses, le *vin*, rouge ou blanc,
même coupé d'eau, peuvent déterminer des manifestations nasales ou pneumo-bulbaires d'acuité et de
durée variables. A rapprocher de ces intolérances individuelles d'autres intolérances plus inattendues et plus
paradoxales encore ; ' ·· tel malade la fumée d'une

---

(1) Roux. Etiologie de l'asthme. *Thèse de Paris*, 1902.

(2) Mounier (*France médicale*, 1901) fait jouer un rôle prépondérant à
l'auto-intoxication dans le coryza périodique et apériodique. C'est également
l'avis de P. Cornet (*Presse médicale*, 1909), qui s'attache surtout aux phénomènes gastro-intestinaux. Moure et Bouyer (Société française d'oto-rhino-
laryng., 1908), accusent surtout l'arthritisme. C'est la même thèse sous des
aspects différents.

poudre anti-asthmatique amène un accès ; l'iodure de potassium même, chez tel autre, entretient la crise ou la provoque. Le remède de l'asthme devient asthmogène ? (3).

C'est sur les auto-intoxications que repose la théorie de Huchard, pour qui l'asthme essentiel, nerveux, est une dyspnée « d'auto-intoxication ptomaïnique nocturne ». L'asthme, dit Huchard, est ordinairement le résultat d'une « intoxication » ; assertion exacte si l'on comprend l'intoxication dans son sens le plus général, visant toutes les toxines, relativement exacte si l'on ne vise que l'intoxication alimentaire. La théorie toxi-alimentaire ne s'applique qu'à une catégorie de cas déterminés qu'on peut estimer d'ailleurs assez nombreux.

Dans l'intoxication endogène il faut ranger le *surmenage* physique, voire psychique, qui agit par excès de déchets, et qu'on retrouve parfois comme cause accessible, déterminante ou occasionnelle de l'asthme.

En résumé, on peut dire que les infections et les intoxications troublent l'organisme par un mécanisme sinon identique, du moins analogue ; les toxines et les poisons endogènes finissent par agir à la façon des poisons minéraux et des alcaloïdes. Par des moyens, par des agents différents, intoxication et infection jouent le même rôle, agissant à la fois sur les humeurs de l'économie et sur les tissus, impressionnant direc-

(1) Tous ces faits sont à rapprocher des accidents anaphylactiques, avec lesquels on peut les apparenter. Il n'est pas un aliment, pas une viande qui ne puisse provoquer un accès chez certains prédisposés. Je connais, par exemple, plusieurs cas d'asthme dus à l'ingestion du poulet.

tement ou indirectement la cellule. Infections proprement dites par microbes, intoxications proprement dites par poisons minéraux, ou auto-intoxications par « ingesta » tout aboutit à cette conclusion finale : poison chimique, ou principe agissant comme tel par son excès ou sa présence constante, qui *exalte l'irritabilité de la cellule et du système nerveux*. En envisageant la seule diffusion de ce principe chimique dans les milieux organiques, on peut admettre *à priori* un asthme *hématique*, le sang vaste surface liquide, tissu spécial, zone asthmogène circulante impressionnable également par des poisons gazeux (CO_2) ; asthme hématique à rapprocher de l'asthme « hématogénique » de Schlemmer, d'hypothèse plus étroite, plus spéciale, concernant surtout l'acide urique. Généralisant encore, et visant toutes les humeurs de l'économie qui toutes peuvent être intoxiquées ou infectées, on arrive à la conception rationnelle d'un asthme *humoral*. C'est la porte ouverte à l'asthme *dyscrasique*, à l'asthme *diathésique*.

J'ai indiqué, chemin faisant, le rôle important du système hépato-rénal, surtout dans les auto-intoxications. L'insuffisance fonctionnelle du foie, complète ou relative, désarme l'organisme contre les toxines dyspnéisantes de l'alimentation carnée, comme l'ont démontré les expériences de Paulow. Le fléchissement de l'appareil anti-toxique et de sa fonction aboutit à l'excitabilité générale, à ce syndrome « strychnique » que vient d'étudier Grasset ; vu sous cet angle, l'accès d'asthme serait du « strychnisme respiratoire ».

J'ai signalé d'autre part l'action générale, directe,

des poisons sur l'appareil respiratoire et sur le système nerveux, action d'hyperexcitabilité. De l'ensemble de ces conditions connues on peut établir la filiation schématique suivante, génératrice de la réflexo-ataxie pneumo-bulbaire appelée asthme.

| Infection et intoxication | Hyperexcitabilité générale | Hyperexcitabilité bulbaire | Asthme. |

Nous savons d'autre part que, indépendamment de cette action purement chimique, il est presque impossible d'irriter, même sans grande énergie, un point quelconque de l'organisme sans modifier l'état dynamique du système nerveux (Brown-Séquard), et que le bulbe est facilement impressionnable même par des excitations éloignées.

Théoriquement, on peut avoir, au point de vue pathogénique, un asthme purement humoral, un asthme purement nerveux (névrose ou névrite), un asthme purement pulmonaire ; mais, quand on songe à la diffusion des poisons et des toxines, aux multiples irritations et lésions cellulaires, aux organes réagissant les uns sur les autres par contiguïté ou par inflammation propagée, à toutes les combinaisons toxi-réflexes possibles, on prévoit que le mécanisme ne doit pas être aussi simple. Il est, en réalité, complexe ; *tout asthme est la résultante d'une série de réflexes coordonnés.* Cliniquement, en effet, on peut saisir les divers modes d'action des intoxications et des infections. Les unes agissent comme intoxications ou infections *pures*, sans localisations *appréciables*, irritant les centres nerveux par le moyen dyscrasique : ainsi,

on observe des phénomènes asthmoïdes dans la bacil-
lémie tuberculeuse. Les autres agissent et comme
infections et comme *localisations* dans le champ respiratoire, et il n'est pas toujours facile d'établir la part
de l'infection primitive et de l'épine locale : ainsi la
tuberculose, la syphilis — cause d'asthme plus fréquente qu'on ne croit, — la grippe, la rougeole, qui
opèrent soit sous forme de lésions pulmonaires types,
soit sous forme d'adénopathie légère ou massive, par
compression irritative. Certaines infections ne semblent solliciter le réflexe respiratoire que par l'intermédiaire d'organes autres que le poumon : la syphilis,
par l'altération des coronaires, de l'aorte, du foie :
une intoxication, l'alcool, comporte le même mécanisme ; les auto-intoxications, en dehors de l'action
dyscrasique directe, provoquent indirectement par des
processus divers dont l'intestin, le foie, le rein sont le
théâtre. L'asthme couronne une suite de réflexes variés,
— hépato-bulbaire, gastro ou entéro-bulbaire, etc.,
etc., — ou une série d'entités nosologiques écha-
faudées.

Si, étiologiquement, l'action asthmogène des maladies toxiques ou toxi-infectieuses est évidente, cette
action, au point de vue clinique et pathogénique, est
donc des plus complexes et souvent difficile à analyser.
La cause est nette, net l'effet, mais le chemin qui
mène de celle-là à celui-ci est ardu et obscur, et c'est
pourtant ce chemin qu'il importe de dépister. Il faut
suivre pas à pas le poison à travers ses affinités dyscra-
siques ou organo-physiologiques propres, afin d'in-
troduire une médication sériée, hiérarchisée, sura-

joutant à la thérapeutique étiologique la thérapeutique pathogénique qui convient.

Je termine en disant que, quel que soit le méca-nisme pathogénique, *toute intoxication, toute infec-tion, toute auto-intoxication peut avoir son asthme ;* et je souscris entièrement à cette opinion de J. Roux : « Pour reproduire l'asthme, il faut la simultanéité de trois éléments, intoxication ou infection, système ner-veux très sensible, — en réalité ces deux causes finis-sent par n'en faire qu'une, — et excitation (1). » Encore celle-ci, cause occasionnelle, n'est-elle pas tou-jours nécessaire ; quand elle existe, c'est la goutte d'eau qui fait déborder le vase.

§ II. — NEURO-ARTHRITISME

Qu'est-ce que l'arthritisme ?... Le mot et la chose ont eu des fortunes diverses ; les anciens auteurs leur donnaient une définition et une délimitation plus ou moins incertaines, une compréhension doctrinale plus ou moins vague, d'un caractère presque métaphy-sique, avec une richesse d'hypothèses égale à la pau-vreté des certitudes. Aujourd'hui encore, malgré d'in-téressantes conceptions modernes élaborées sur un ter-rain nouveau, cette vaste question de pathologie géné-rale est loin d'être élucidée, et on peut se demander si l'arthritisme sera entité, syndrome, simple tempé-rament morbide, ou si, démembré successivement, il est appelé à disparaître du cadre nosologique.

(1) Thèse citée. — Par excitation, il faut entendre l'excitation externe, l'excitation interne étant inhérente à l'intoxication même, à l'infection, et surtout à l'auto-intoxication.

L'arthritisme, dit-on, est une *diathèse*, c'est-à-dire « une disposition générale en vertu de laquelle un individu est atteint de plusieurs affections locales de même nature » (Littré), ou mieux, avec Bouchard, « un trouble permanent de la nutrition qui prépare, provoque ou entretient des maladies différentes comme siège, comme évolution et comme processus pathologique ». Et pour ce dernier, l'arthritisme est un état morbide constitutionnel, héréditaire ou acquis.

Mais quelle est la raison intime, le *primum movens*, quel est le mécanisme de cette « disposition générale », de ce « trouble permanent » ? Les théories sont nombreuses, d'ordre humoral, nerveux, solidiste, infectieux.

L'arthritisme ?... Est-ce une même maladie qui continue en se métamorphosant, changeant de masque, polymorphisme d'effets d'une même cause pathogène ? Y a-t-il simple coïncidence, simple association fortuite de certaines maladies, ou affinité et réelle dépendance de par une loi supérieure des parentés morbides ? Est-ce de l'hérédité cellulaire dans sa morphologie anormale et ses réactions biologiques déviées ? Un tempérament, une imminence et un *devenir* morbides ?... Comment opter entre le ralentissement de la nutrition (Bouchard) ou *bradytrophie* de Landouzy, la névrose vaso-motrice et trophique de quelques auteurs (Hanot, Cazalis), la perturbation des grands centres moteurs (Dyce Duckworth), l'infection aiguë ou chronique par le *diplocoque rhumatismal* (Guyot), le séduisant hépatisme de Glénard, — hépatisme uricémique, hépatisme infectieux, — l'into-

xication d'origine alimentaire de Maurel et Pascault ?
Il est difficile de se prononcer avec certitude... Et
voici que la tuberculose, qui envahit tout, réclame
voix au chapitre avec Auclair, Léon Bernard, Manquat, avec Poncet surtout, pour qui l'arthritisme ne
serait souvent qu'une forme de tuberculose inflammatoire (1), tuberculose inflammatoire dont le domaine
est destiné à s'élargir encore. La tuberculose atténuée,
abortive, des sommets « court les poumons » et je
suis fondé à admettre que certains diabètes sont fonction des toxines tuberculeuses ; j'en dis autant de
certains goitres exophtalmiques.

Sans avoir à entrer dans l'étude critique de chacune
de ces opinions, j'estime avec de Miranda (de Lis-
bonne), Colombo, et d'autres auteurs, qu'il faut être
éclectique ; aucune théorie univoque n'est complètement satisfaisante, j'incline toutefois de préférence
vers la doctrine de Maurel et Pascault pour qui l'arthritisme est une intoxication d'ordre alimentaire, par
suralimentation ou alimentation vicieuse ; doctrine
rationnelle, claire, appuyée sur d'innombrables faits
cliniques et expérimentaux, et féconde en résultats
thérapeutiques. Sans suralimentation, pas d'arthritisme, dit Maurel ; et Pascault, après avoir analysé le
mécanisme pathogénique, de la suralimentation,
résume ainsi l' « arthritique » ; *Cliniquement un
dyspeptique (intestinal, hépatique), ou un surmené ;*

(1) On peut également concevoir, en certains cas, l'arthritisme comme
fonction d'une perturbation importante des glandes endocrines, d'où la notion
corollaire d'un « asthme endocritique » (Léopold-Lévi et H. de Rothschild.
Journal de Médecine interne, 1910).
Pour Galup, l'arthritisme serait une « diathèse d'anaphylaxie » ; conception déjà soutenue par Billard et ses élèves.

chimiquement, un hyperacide ; physiologiquement, un intoxiqué (2).

Voici comment on pourrait dresser le tableau général, le schème, de l'arthritisme par *ingesta* :

Arthritisme par ingesta :

CAUSE INITIALE : suralimentation, ou alimentation vicieuse, *intoxication*.

CAUSES MÉDIATES ou substrat anatomo-physiologique :
- Intestin (stase cæcale, de Pascault).
- Foie : hyperfonction, puis hypofonction
  - Hépatisme de Glénard : uricémique, infectieux.
  - Diathèse d'auto-infection de Gilbert.

EFFET : Hyperacidité, surtout uricémie, dyscrasie acide de Bouchard, aboutissant à..........
- Ralentissement de la nutrition (Bouchard).
- Bradytrophie (Landouzy).
- Névrose vaso-motrice (Cazalis), etc., etc.

On a donc une *cause originelle* ; des *causes médiales*, constituant le mécanisme pathogénétique, le substrat anatomo-physiologique de la perversion organique : une *résultante première, générale*, aboutissant à des effets *seconds, particuliers.*

La *cause originelle* est le surmenage physique ou moral (par excès de déchets), et plus encore, neuf fois sur dix, la suralimentation ou l'alimentation vicieuse, finissant par provoquer l'intoxication, ou mieux, l'auto-intoxication, mélange d'intoxications et d'infections, celles-ci favorisées par celles-là, suivant la règle de pathologie générale indiquée dans le paragraphe précédent.

Les *causes médiales, le mécanisme pathogénétique*, résident surtout dans l'intestin et dans le foie. L'in-

<hr>

(1) Pascault. *Alimentation et Hygiène de l'Arthritique* (1903). *L'Arthritisme par suralimentation* (1907). Voir aussi F. de Grandmaison. *Traité de l'Arthritisme* (1908).

testin joue un grand rôle chez le nourrisson et dans la première enfance, et pour Pascault l'insuffisance intestinale, et plus exactement la stase cæcale, aurait un rôle capital chez l'adulte, le cæcum cédant le premier chez le suralimenté. Le foie a une part *prépondérante*, mais non exclusive, dans la production de l'arthritisme. Il est l'appareil anti-toxique par excellence, mais n'est pas le seul ; il y a les reins, la rate, la thyroïde, l'intestin, etc. ; qu'il fléchisse par insuffisance relative ou radicale, qu'il y ait *hypofonction*, et les toxines alimentaires se répandent dans l'économie. On comprend le bien fondé de la théorie si brillamment défendue par Glénard, qui fait du foie le pivot des maladies par ralentissement de la nutrition, et on pourrait tout aussi bien superposer à l'aphorisme de Maurel l'aphorisme corollaire : « *Pas d'arthritisme sans hépatisme.* » Enfin on sait par Charrin que le foie peut être intoxiqué dans la vie intra-utérine, et dans ce cas l'arthritisme s'installe de bonne heure, par le « mécanisme hépatique » comme chez l'adulte (1).

La doctrine hépatique de l'arthritisme tend de plus en plus à devenir classique, et d'intéressants travaux viennent d'être publiés récemment sur les phénomènes bio-chimiques de l'hépato-arthritisme.

La *résultante première* est le vice humoral généralisé, hyperacidité remplaçant l'acidité relative, utile, hyperacidité qui est le plus souvent, mais non toujours

(1) On consultera avec fruit le remarquable ouvrage de Roger Glénard, l'*Hépatisme,* où l'auteur expose et commente la doctrine de Frantz Glénard. — Consulter également : *La débilité arthritique chez l'enfant,* de A. Lesage (Octave Doin, 1921).

de l'uricémie, hyperacidité et *dérivés toxiques.*
D'autres résultantes, *secondes,* d'autres effets sont le
ralentissement de la nutrition ou bradytrophie, la
névrose vaso-motrice, la tendance sclérogène, la cho-
lémie, etc., qui, modes réactionnels ou processus
anatomiques, constituent des signes cardinaux, et
comme les maîtresses branches de l'arbre arthritique.
Puis *des résultantes plus éloignées,* goutte, rhumatisme, obésité, lithiase, migraines, dermatoses, etc.,
qualifiées de « maladies », et qui ne sont que des
« phénoménologies » diverses de la même cause.
L'arbre s'épanouit. Et enfin l'artériosclérose, état rési-
duel, arthritisme de déchéance succédant si souvent
à l'arthritisme d'excitation.

Etiologie et postulat chimique, mécanisme pathogénique, syndrome ou symptômes, évolution, l'arthritisme a maintenant tous les éléments d'une « entité
pathologique » (?). D'autres entités avec beaucoup
moins, ont pris rang dans la nosologie. Il cesse d'être
quelque chose de mystérieux et d'insaisissable,
presque une simple vue de l'esprit ; il est accessible,
tangible, depuis son origine jusqu'à sa terminaison ;
il est bien défini, et il est autonome. C'est une vaste
synthèse où l'analyse établit les sériations, les filia-
tions, les hiérarchies ; subordinations et parentés déjà
soupçonnées et admises par l'empirisme clinique
d'hier, auxquelles la conception d'aujourd'hui vient
fournir un lien rationnel. Il y a maintenant un fil
conducteur dans le labyrinthe de l'ancienne diathèse.
Avec une telle conception tout s'éclaire, tout s'analyse
dans les associations, tout se prévoit dans l'évolution,

et on comprend admirablement l'arthritisme héréditaire, l'arthritisme du bas âge et de l'enfance, —
souvent confondu avec l'arthritisme héréditaire, —
l'arthritisme acquis par l'adulte, et enfin l'arthritisme
familial, collectif, par unité de mauvaises habitudes
alimentaires, comme j'aurai encore l'occasion de le
dire plus loin.

L'arthritisme, envisagé dans son processus général,
est une auto-intoxication, — il est l'auto-intoxication,
écrit de Miranda, — c'est laisser prévoir que *toute intoxication, toute infection peut avoir « son arthritisme »*,
son état arthritique, ou « arthritoïde », laissant au mot
son acceptation classique de trouble profond, de remaniement, de ralentissement de la nutrition (1). C'est
ma conclusion ferme. « Pourquoi, se demande P. Courmont, certaines intoxications microbiennes, et entre
autres l'intoxication tuberculeuse ne pourraient-elles
pas à la longue créer l'arthritisme ? » Et Poncet et
Leriche écrivent : « L'arthritisme est un syndrome que
toute cause longtemps agissante peut lentement produire et même fixer héréditairement. Toute infection
ou intoxication larvée réalisera au maximum les conditions de production de la diathèse ; petit à petit les

____

(1) On aurait ainsi, l'arthritisme « alimentaire », l'arthritisme
« tuberculeux », l'arthritisme « syphilitique », etc., etc., en accolant
au mot usuel le qualificatif de causalité, afin d'éviter toute confusion. Ou bien on peut réserver l'arthritisme — chose et vocable
— à l'auto-intoxication par « ingesta », et dire par ailleurs,
« brady-tuberculose », « brady-syphilose », « brady-alcoolisme »,
etc., etc., qui résument la cause toxique ou infectieuse et son
effet de ralentissement sur la nutrition générale. Quelle que soit
d'ailleurs la cause première — tuberculose, alcool, suralimentation — le mécanisme pathogénétique reste le même : c'est l'agression contre les appareils antitoxiques, foie, intestin, glandes
endocrines, leur fléchissement, et finalement leur déchéance.

humeurs modifiées remanieront le terrain et feront
arthritiques ceux qui n'en avaient antérieurement
nulles traces (2). » Je partage entièrement cette opinion.

Une telle conception démembre pour mieux recons-
tituer. Elle permet de débrouiller le chaos de l'ancien
arthritisme, sauve avec raison l'arthritisme par suralimentation, la diathèse acide, dont elle justifie l'individualité, et crée à côté toute une classe de « néo-arthri-
tismes », d'individualités également justifiables par
leurs éléments caractéristiques, c'est-à-dire par l'étiologie, le processus histo-chimique, la symptomatologie
et l'évolution qui leur sont propres. Et si tous ont des
traits communs, ce qui arrive à tant de maladies, — le
mécanisme hépatique, par exemple, la tendance sclérogène, etc., — chacun aura sa physionomie particulière, différenciée, gardant jusqu'au bout l'empreinte
de la cause originelle spécifique, poison ou microbe.
C'est l'affaire de nouvelles analyses cliniques et sans
doute d'une nouvelle terminologie. Et on comprend
ainsi l'association et la superposition de plusieurs
arthritismes, — l'arthritisme « mixte », de plusieurs
bradytrophies, par l'association de plusieurs éléments
pathogènes, ceci compliquant cela ; saturnisme et
alcool, deux poisons, deux intoxications ; syphilis et
alcool, microbe et poison, infection et intoxication ;
alcool et suralimentation, arthritisme mixte si fréquent
chez les gros buveurs et les gros mangeurs. Chez les
tuberculeux, la suralimentation additionne ses toxines
et ses méfaits aux toxines et aux méfaits des bacilles ;
l'arthritisme bacillaire se complique de l'arthritisme

(2) Académie de médecine, 1907.

par *ingesta*, et l'on ajoute ou l'on enlève à volonté le second au premier par la cessation ou la reprise d'une alimentation rationnelle. En somme, on doit envisager l'arthritisme comme un *vaste syndrome* que peuvent créer à la longue les causes les plus diverses, et voici le schéma général proposable :

INFECTIONS (tuberculose, syphilis, paludisme, dysenterie, grippe, fièvres éruptives, etc.)	FOIE.	Asthme.
		Urticaire.
		Coliques hépatiques.
		Coliques néphrétiques.
		Eczémas.
INTOXICATIONS (alcool, saturnisme, tabac, etc.).	INTESTIN. = ARTHRITISME.	*Migraine.*
		Goutte.
		Rhumatismes.
		Obésité.
		Diabète.
AUTO-INTOXICATIONS (suralimentation, alimentation vicieuse, surmenage, causes morales). .	GLANDES ENDOCRINES *(thyroïde, surrénales, ovaires).*	*Neurotoxie et psychoses diverses.*

J'ai dû m'étendre un peu longuement sur ce sujet, estimant que dans une étude sur l'asthme il était nécessaire d'avoir une doctrine conductrice en pathologie générale. Je le répète, une telle conception est source d'ordre et de lumière. Elle classe, délimite ; elle assigne à chaque intoxication, à chaque infection le terrain dit « arthritique » qui lui revient, et précise en le circonscrivant le domaine de l'arthritisme par *ingesta*, domaine très vaste encore malgré démembrement.

L'arthritisme, étant intoxication, suit les lois de l'intoxication. Il agit sur les milieux humoraux, sur les organes et les tissus et, nécessairement, sur le système nerveux dont la structure est plus délicate encore et plus vulnérable. Il a donc sa *neurotoxie*, appelée communément neuro-arthritisme, qui comprend l'ensemble des troubles nerveux, manifestations vagues ou syndromes précis, qui germent et fleurissent chez l'intoxiqué : nervosisme, neurasthénie, hystérie, hystéro-neurasthénie, psychoses, etc. Je n'ai pas à étudier chacune de ces grandes modalités nerveuses, ni à essayer de les délimiter ; elles sont souvent peu délimitables, de frontières incertaines. Nous connaissons d'autre part la divergence de théories, quant à leur cause pathogène, entités idiopathiques pour les unes, résultats symptomatiques pour les autres, soit qu'il y ait trouble somatique par infections ou auto-intoxications (Bouchard avec sa toxogénie gastrique, un grand nombre de neuropathes et de psychopathes français), soit qu'il y ait affection locale d'un organe ou d'un système d'organes (entéro-hépatisme de Glé-

nard). Origine idéogène, origine somatique, origine
réflexe, chacune des théories se prévaut d'arguments
rationnels, de statistiques impressionnantes et de
triomphantes médications. Là encore, il faut être
éclectique ; c'est tantôt une cause tantôt une autre,
suivant le cas, tantôt une série de causes associées.
Question d'espèce ; et c'est l'œuvre et l'art du médecin
de dégager l' « inconnue » ou les « inconnues » du
problème et d'instituer une physicothérapie ou une
psychothérapie exclusive, ou de combiner les deux
proportionnellement à la cause originelle, ou enfin
d'intervenir chirurgicalement, s'il y a lieu. En ce qui
concerne plus spécialement la neurasthénie et l'hystérie, il y a le plus souvent un trouble somatique (intoxication arthritique, parfois tuberculeuse), et toujours
le verre grossissant du *psychisme* qui transforme et
déforme les sensations et avec elles les symptômes.
La thérapeutique de ces affections nerveuses doit toujours se superposer à cette double pathogénie. Quant à
l'épine locale, si elle existe ou semble exister, elle
est, règle générale, d'importance secondaire.

Plus que l'intoxication par poison chimique, plus
que l'infection pure, l'arthritisme par *ingesta* étant
auto-intoxication *conditionne l'hyperexcitabilité* :
« Phénomènes toxiques et phénomènes réflexes se
partagent la pathologie du ralenti », écrit Pascault.
Ces poisons autogènes sont *convulsivants*, or l'asthme
n'est qu'une *convulsion d'un genre spécial envisagée
sur un champ spécial*, le champ respiratoire. On peut
donc conclure *à priori* de l'arthritisme à l'asthme, et
une vieille expérience clinique ratifie cette déduction.

Après avoir établi, logiquement, l'autonomie noso-logique de l'arthritisme, on établit donc, avec la même logique, l'autonomie de l'asthme arthritique. *Il y a un asthme arthritique,* lequel rentre dans la vaste classe des asthmes par intoxication. C'est l'application *in specie* d'un principe général (1).

L'asthme relève donc en théorie et en fait du neuro-arthritisme ; il appartient à la grande famille neuro-tique. Héréditaires similaires ou asimilaires, issus de parents à tare névropathique ou l'ayant acquise eux-mêmes, les asthmatiques sont avant tout des nerveux. L'asthme n'est parfois qu'un épisode temporaire dans un vaste cortège de névropathies ; d'autres fois, ce qui est plus rare, il est toute la névropathie, syndrome isolé de durée variable.

Les enfants asthmatiques sont assez souvent de caractère instable, difficile, parfois méchant. On peut observer chez eux les convulsions, les terreurs noc-turnes, la danse de Saint-Guy, la maladie des tics, même la polydypsie nerveuse. Les adultes sont facile-ment impatients, inquiets, émotifs ; ils ont des palpi-tations, des cauchemars, des obsessions. Ceux-ci sont tourmentés d'insomnies longues ou fréquentes, de ver-tige., d'angoisse (névrose d'angoisse) ; ceux-là sont affectés de phobies diverses, peur des espaces ou des endroits clos, peur de devenir fous ; d'autres ont des

---

(1) Pour Fernand Bezançon et S.-I. de Jong, une preuve de cette intoxication est la présence d'éosinophiles dans les expectorations des asthmatiques. L'asthmatique élimine des substances toxiques au niveau de ses bronchioles, et la muqueuse bronchique réagit à cette élimination toxique par la formation d'éosinophiles (*Presse médicale,* 1910).

impulsions au suicide. Ces diverses formes alternent
avec l'asthme ou chevauchent avec lui. Les asthmatiques deviennent volontiers morphinomanes, daturo-
manes, ioduromanes, cocaïnomanes. Ce sont avant tout
des spasmodiques, faisant du spasme non seulement
dans la sphère respiratoire proprement dite, — vertige,
ictus nasal, ictus et vertiges laryngés, laryngisme stri-
duleux, — mais dans des sphères voisines ou même
très éloignées : spasme de l'œsophage, des voies
biliaires (Schlemmer), crampes musculaires diverses.
Toutes les névroses de l'arbre respiratoire leur sont
familières, étant toutes d'ailleurs solidaires ; ils en
ont eu, en ont, ou en auront. Leur réflectivité tendi-
neuse est presque toujours exagérée (1), de même que
leur réflectivité muqueuse et cutanée, et on pourrait
dire de l'asthmatique qu'il est *un individu d'hyper-
réflectivité généralisée, avec localisation temporaire
ou permanente, de formes cliniques variables, sur le
territoire pneumo-bulbaire* (2). Et ce sont des douloureux, rhumatisants ou rhumatoïdants ; ils ont des
arthralgies, des myalgies, des algies diverses. Chez
eux l'entéro-névrose n'est pas rare.

La pseudo-angine de poitrine joue parfois un rôle
d'équivalence. L'association avec la neurasthénie ou
avec des états neurasthéniques s'observe assez fréquemment ; certains asthmatiques sont d'une fatigabilité

(1) Exagération des réflexes rotuliens chez les asthmatiques
(Moncorgé, *Lyon médical*, 1902).

(2) En asthme, l' « hypervagotonie » n'est qu'un vêtement nouveau
pour une vieille doctrine. Par ailleurs, vagotonie et sympathi-
cotonie sous-entendent des formes réactionnelles enchevêtrées, et
des types cliniques pour le moment assez confus.

excessive. Il en est de même pour l'hystérie, surtout pour l'hystérie « mineure ». Féré a cité des coryzas spasmodiques hystériques. Certains cas se compliquent de manifestations hystériformes ; la malade, — il s'agit surtout de femmes — crie, pleure, « jappe », se débat dans un état d'énervement indéfinissable, s'évanouit. Certains accès s'accompagnent de phénomènes d'obnubilation, d'inconscience. Quant aux rapports étroits et fréquents qui uniraient l'asthme à l'épilepsie, je suis loin de partager les vues de certains auteurs, Brissaud en particulier, sur ce sujet. L'asthme peut s'apparenter à l'épilepsie héréditaire ou personnelle, ou en être une forme larvée, mais à tout prendre ces cas sont très rares. Je ne l'ai observée que 18 fois sur plus de 4.000 malades (1). Brugelmann cite des observations où l'asthme s'associe à un état psychopatique et somatique assez complexe : angoisse, hyperidrose et troubles vaso-moteurs, hystérisme ; cas qu'il déclare relever d'une « névrose pure », traitables et curables par l'hypnotisme. Voici une observation résumée, plus complexe encore, d'une de mes malades, où l'asthme s'associe à une vésanie caractérisée.

Mlle L... Antécédents héréditaires obèses et nerveux. De 26 à 29 ans, accidents hystériques (crises, vomissements, aphasie, paraplégie). — A 30 ans, bronchites d'hiver faciles, commence à engraisser. — A 37 ans, pèse 110 kilos ; à ce moment, asthme type qui dure cinq ans. — A 42 ans, morphinomanie : l'asthme cesse. — A 45 ans, délire de la persécution, enfermée

(1) 53 cas sur 12.651 asthmatiques.

pendant deux ans. — A 48 ans, guérison complète de toutes ces manifestations morbides.

De tels cas, similaires ou à peu près, ne sont pas exceptionnels.

On devine chez ces nerveux l'importance des causes morales, ou même de l'imagination. Elle est considérable, parfois capitale. La fatigue intellectuelle, les soucis, les ennuis, le chagrin, ou les simples changements d'habitudes agissent comme éléments prédisposants de la maladie ; la colère, la surprise, la peur, comme éléments provocateurs de l'accès ; d'autres fois, chose curieuse, quand l'accès est à son début ou léger, elles l'arrêtent, le jugulent presque instantanément (1). Tantôt la crise survient dans le paroxysme de l'émotion, tantôt quelques instants, ou quelques heures après. La seule suggestibilité joue parfois un grand rôle. Tel asthmatique témoin d'une crise d'asthme prend lui-même un accès ; tel autre songeant à ses accès antérieurs est saisi d'angoisse asthmoïde. Chez un troisième, le simple mot éveille et déchaîne la chose. La porte est ouverte à l'appréhension, à cette auto-suggestion si décisive, sans qu'on s'en doute, dans le retour périodique, quasi-fatal, de quelques crises, à certaines époques ou en certains lieux. Avec un tel psychisme il n'est pas étonnant qu'un malade de Morell-Mackensie visitant une exposition de peinture, prenne un accès de coryza spasmodique, en face d'un superbe tableau représentant une prairie.

---

(1) Il s'agit là de l'influence du « choc » psychique. Une de mes malades, sujette à des crises fréquentes, voit son accès disparaître subitement à l'apparition d'un cambrioleur. Elle resta un an sans crises.

L'exemple est classique d'une crise provoquée par la vue d'une rose artificielle chez une malade atteinte d'asthme des roses. En pareil cas le point de départ est l'écorce cérébrale ; il s'agit de cet asthme « mental », *psychique*, admis par Lublinsky, Bœcker et d'autres et dont Brugelmann fait la caractéristique de l'asthme neurasthénique (1). C'est l'asthme nerveux de Germain Sée, Brissaud et de nombreux auteurs de l'Ecole française. L'asthme implique toujours un élément nerveux et, théoriquement, on peut ne voir là qu'un pléonasme, mais, pratiquement, il est utile de conserver l'*asthme nerveux* qui répond à une réalité clinique et appelle une médication surtout anti-nerveuse. La dominante idéative propose la dominante psycho-thérapeutique : Brugelmann traite par l'hypnose, Dubois (de Berne) par la suggestion à l'état de veille, ou mieux par la persuasion et l'éducation de la volonté. Chez une de mes malades, les accès étaient calmés ou guéris par des passes magnétiques (!) pratiquées par son père. De vieilles estampes représentent des asthmatiques soulagés par la musique.

Si l'asthme, nervosisme respiratoire, s'associe fréquemment aux diverses modalités nerveuses de l'arthritisme, il s'associe avec une plus grande fréquence encore, semble-t-il, aux autres manifestations somatiques de la diathèse. C'est de courante observation, depuis longtemps classique. « L'asthme est une

---

(1) L'excitation cérébrale a une action sur le rythme respiratoire. De nombreux expérimentateurs ont noté des accélérations, des ralentissements, des arrêts de la respiration du fait d'excitations localisées de l'écorce cérébrale, surtout dans la partie antéro-externe des deuxième et troisième circonvolutions.

maladie accompagnée », dit Bouchard, et il ajoute :
« C'est le gros foie qu'on observe le plus souvent en
même temps que l'asthme, mais les deux maladies
n'ont pas d'action l'une sur l'autre. » Cette dernière
assertion me paraît contestable, je dirai pourquoi
dans un autre paragraphe. Quant au gros foie, il est
très vrai qu'il s'associe à l'asthme, mais chez des
individus un peu spéciaux, gros, forts, vultueux,
gros mangeurs et gros buveurs, plus ou moins
entachés d'alcoolisme, ou chez certains tuberculeux
gras ou nettement obèses. C'est le psoriasis, l'eczéma et l'urticaire qui ont la parenté la plus
étroite avec l'asthme, la peau étant facilement affectée
chez les asthmatiques (Bouchard). Citons les coliques
hépatiques, néphrétiques, la migraine, les névralgies faciales, le prurit vulvaire, le rhumatisme
déformant, l'impétigo chez les enfants. Ces diverses
affections, dont l'indéniable parenté, admise depuis
longtemps par l'expérience clinique, s'établit aujour-
d'hui solidement sur la même cause originelle, sur le
même mécanisme pathogénique (entéro-hépatique,
hépato-rénal), ne diffèrent que par leur élection locale
et les contingences organo-physiologiques relevant de
cette localisation, mais cette loi d'élection chez tel ou
tel individu, est le plus souvent difficile à analyser.
Elles se manifestent discrètement chez certains asthmatiques ; copieusement, toutes ou presque toutes, chez
certains autres, qui constituent une vraie synthèse,
un véritable musée de l'arthritisme. L'asthme, dans
ce cortège, débute, apparaît, réapparaît, ou clôt la

série. Il se fait parfois avec tel ou tel stigmate de la diathèse de véritables alternances cycliques.

On observe des rapports assez fréquents entre l'obésité et l'asthme, chez la femme surtout, entre trente et quarante ans. L'asthme précède ou suit, ou bien les deux affections, éveillées en même temps par le même trouble de nutrition générale, toxique ou infectieux, évoluent parallèlement. Lambotte cite un cas intéressant : l'obésité se compliquait d'une masse épiploïque énorme dont l'ablation guérit l'asthme (1). En l'espèce, asthme réflexe sur terrain diathésique.

Bouchard admet la parenté étroite de l'asthme et de la goutte. La goutte se rencontre plus volontiers dans les antécédents héréditaires, elle se présente comme élément diathésique transformé ; toutefois il n'est pas exceptionnel de la signaler dans les antécédents personnels, même à un âge peu avancé. J'ai vu chez une jeune fille de 20 ans, une attaque de goutte franche clore et remplacer un accès d'asthme : le père était goutteux, la mère rhino-spastique. Pour Legendre, l'asthme serait une manifestation larvée de la goutte. Schlemmer, en certains cas d'origine hématique, assimile l'accès d'asthme à l'accès de goutte, l'un et l'autre se produisant par le même mécanisme, et confirme l'opinion de Haig rattachant les séries d'asthme à l'augmentation d'alcalescence et à la solubilité corrélative de l'acide urique. Ce mécanisme ne s'applique qu'à des cas peu nombreux et bien déterminés, à une catégorie d'accès. Il n'est pas étonnant,

(1) J. Roux, Thèse citée.

suivant la remarque de J. Roux concluant après
Schlemmer, que l'excès d'acide urique soit localisé
dans une région d'où peut partir le réflexe asthmatique, ou qu'il impressionne directement le bulbe et
produise l'asthme. Et c'est en pareils cas surtout que
l'on pourrait, avec quelques auteurs, considérer ia
crise d'asthme comme une véritable réaction de
défense ; l'organisme, saturé du poison chimique ou
de toxines, se soulage par les expulsions bronchiques
consécutives à l'accès. Le poumon devient un émonctoire.

§ III. — Hérédité

Ce n'est pas ici le lieu d'exposer le problème de
l'hérédité en général et de discuter une à une les
innombrables questions qui s'y rattachent : conceptions ou explications histologiques, physiologiques,
biologiques, théories des ressemblances anatomiques,
arrêts de développement, etc., etc. Tout cela est encore
fort obscur et attend sa solution définitive. Je m'en
tiendrai aux faits communément admis, c'est-à-dire à
ce mélange d'empirisme éclairé par quelques certitudes expérimentales, et les rapporterai à la question
précise qui m'occupe.

Prise dans son acception la plus large, l'hérédité,
dans l'asthme, domine la scène étiologique. Elle est
la grande, pour ne pas dire l'unique cause prédis-
posante, la « cause des causes » (Trélat). D'autres
causes qualifiées de prédisposantes ne le sont qu'ac-
cessoirement, brodant leur canevas plus ou moins
important sur cette trame de fond. Elle est incontes-

table, tous les auteurs l'admettent ; Haig est le seul à la nier.

L'hérédité asthmatique peut être *similaire*, ou homéomorphe, c'est-à-dire se manifester exactement sous la même forme clinique. C'est « l'hérédo-asthme ». Elle est *asimilaire* ou hétéromorphe quand, cessant de se présenter sous son aspect classique, elle se révèle sous une autre maladie de type nosologique bien défini, avec laquelle elle s'apparente ; elle se transforme, restant sous-jacente, en puissance. C'est l' « hérédo-nervosisme », ou c'est l' « hérédo-terrain ». On pourrait justement l'appeler *parasimilaire*, quand le type clinique premier, modifié ou dévié, demeure néanmoins de cadre et de modalité respiratoires. Exemple : un asthmatique nasal engendre un asthmatique pneumobulbaire, ou inversement.

L'hérédité similaire s'affirme, à mon avis, dans le tiers des cas environ. Lazarus l'estime à 15 % seulement. C'est insuffisant. Elle est de déterminisme plus rigoureux que l'hérédité asimilaire ; le type clinique tend à se conserver intégral, à se fixer dans sa forme. Et elle est aussi de déterminisme plus immédiat ; la plupart des asthmes infantiles relèvent de l'hérédité similaire ou parasimilaire. J'ai vu des nourrissons reproduire l'image exacte de l'asthme paternel ou maternel, faisant, pour ainsi dire, de l'asthme « adulte ». En pareils cas, il ne peut être question de prédisposition, d'évolution, toujours subordon..ées à

---

(1) Il m'arrive de soigner au Mont-Dore, à la fois, des familles entières, grands parents, parents, enfants, présentant tous de l'asthme-type.

l'action du temps, l'asthme se transmet directement, en bloc, aussi fidèlement que se transmet la ressemblance des visages, ou telle particularité morphologique. L'enfant hérite immédiatement d'une excitabilité anormale des vagues ou du centre respiratoire (Küss), d'une excitabilité déjà orientée, systématisée (1). Quant à connaître l'état anatomique, ia dystrophie vago-bulbaire possible qui conditionne une telle irritabilité, c'est chose difficile et de pure hypothèse : arrêt de développement (Ardnt, Schulze, Déjerine), ou hypertrophie, pour appliquer en l'espèce une théorie générale. Quoi qu'il en soit, il n'est pas téméraire de conclure d'une réaction physiologique identique à une identique représentation anatomique, celle-là fonction de celle-ci.

Brugelmann n'admet guère cette hérédité similaire. Pour lui, il s'agit toujours d'une « habitude vicieuse » de la moelle bulbaire contractée sous l'action de causes occasionnelles répétées. Mais comment expliquer et justifier cette habitude vicieuse chez de tout jeunes enfants, chez des nourrissons de huit à dix mois par exemple ? La théorie de Brugelmann ne peut donc s'appliquer à tous les cas.

L'hérédité similaire peut être *directe*, — père, mère, — ou *collatérale* — oncle, tante, frère, sœur. Elle est assez fréquemment *croisée*, comme cela se voit dans l'hérédité en général : le père asthmatique engendre une fille asthmatique, la mère, un fils. Les enfants venus au monde avant l'asthme maternel n'ont pas d'asthme, ceux qui naissent après peuvent être asthmatiques, tous ou quelques-uns seulement. Dans une famille, tous les garçons sont atteints, les filles épargnées, d'autres fois c'est l'inverse ; ou bien l'affection saute un enfant, indistinctement, sans choix sexuel, pour frapper le suivant. Il y a des familles entières asthmatiques, voire des générations entières : aïeux, grands-parents, parents, enfants. C'est de l'hérédité « accumulée ». — L'*hérédité homochrone*, c'est-à-dire se manifestant aux périodes correspondantes de la vie, semble ne point exister dans l'asthme. Par contre, l'hérédité *alterne* n'est pas rare ; la maladie saute une génération (1).

J'ai observé deux jumeaux asthmatiques dès l'enfance ; tous deux se ressemblaient trait pour trait et présentaient du vitiligo en des points symétriques. Trousseau parle également de deux jumeaux « effroyablement asthmatiques ». Citons, à titre de curiosité, le cas d'une jeune femme, asthmatique héréditaire, qui avait en outre une inversion totale des viscères. Autre fait intéressant : une dame asthmatique a trois jeunes enfants atteints d'asthme, deux filles et un garçon ; tous trois eurent la même nuit, à la même heure, de la laryngite striduleuse.

L'hérédité asimilaire s'accuse plus tardivement, sauf exception, que l'hérédité similaire laquelle pourtant ne reste pas l'apanage exclusif de l'enfance, première ou seconde, mais peut se manifester dans l'adolescence ou à un âge plus avancé. Elle se rapporte, ai-je dit, à l'hérédo-nervosisme, ou à l'hérédo-terrain.

---

(1) J'ai eu l'occasion d'observer une famille de huit enfants, tous effroyablement asthmatiques, et plus ou moins entachés de tuberculose. Le père et la mère étaient asthmatiques et tuberculeux.

J'ai décrit plus haut le complexus névropathique des asthmatiques ; cette névropathie on la rencontre chez les ascendants, à l'état de poussière ou à l'état de bloc. On relève chez eux le nervosisme vague — émotivité, impressionnabilité, irritabilité — ou le nervosisme plus sévère, d'un type systématisé — psychoses, névroses ; — et on n'a pas encore fourni une explication satisfaisante sur la manière dont s'effectue la transmission de ces maladies du système nerveux sans lésions constantes. Je me bornerai donc à la constatation clinique sans risquer d'hypothèses. Et après avoir reçu ce legs, les asthmatiques, à leur tour, le transmettent à leurs descendants, nerveux de réactions diverses, avec ou sans la réaction asthmatique.

Reste la question de l'hérédo-terrain. Nous savons que toute intoxication, toute infection peut conditionner l'asthme, intoxication et infection acquises ; il faut le dire également de l'intoxication et de l'infection transmises par hérédité. La preuve de l'hérédo-intoxication et de l'hérédo-infection n'est plus à faire ; elle s'appuie sur l'expérimentation et sur l'expérience clinique de tous les jours. Quant au mécanisme de cette transmission, il est encore loin d'être bien connu ; les théories varient : cellulaire, humorale, microbienne (par pénétration directe), etc. « Existe-t-il dans les éléments sexuels, se demande Le Dantec, d'autres éléments parasites capables de transmettre les diathèses, de génération en génération ? » Quoi qu'il en soit de ce mécanisme, si on admet, par exemple, l'asthme par syphilis acquise, il faut l'admettre également par hérédo-syphilis ; si on l'admet par alcoolisme acquis, il faut l'admettre aussi par hérédo-alcoolisme. Même raisonnement et même logique en ce qui concerne la tuberculose, et pour celle-ci les faits cliniques démontrent en certains cas la parenté et la transmission héréditaire. Des tuberculeux engendrent des asthmatiques, des asthmatiques engendrent des tuberculeux. D'autres fois, il s'agit d'hérédité collatérale : frères tuberculeux, sœurs asthmatiques, ou inversement ; tantes, oncles tuberculeux, nièces, neveux asthmatiques, ou inversement (1).

L'arthritisme étant intoxication a son hérédo-intoxication, et l'hérédo-arthritisme est hors de conteste, les faits sont trop nombreux, trop probants pour qu'on puisse en douter. Et de même que nous avons vu, chez un individu, l'asthme succéder à tel ou tel stigmate de la diathèse suivant une loi d'élection qui nous est inconnue, de même nous voyons, dans une génération, l'asthme succéder à tel ou tel stigmate présenté par la génération précédente, suivant un caprice apparent dont la raison nous échappe. Les goutteux, graveleux, migraineux, eczémateux, etc., etc., engendrent des asthmatiques ; ceux-ci engendrent des goutteux, des graveleux, migraineux, eczémateux, etc., etc. Ce sont là de mystérieuses transformations et de mystérieuses équivalences. Toutefois il faut se garder de conclure hâtivement à l'hérédo-diathèse ; certains arthritismes prétendus héréditaires ne le sont qu'en apparence ; ce

(1) En dehors de l'hérédité, et pour ne citer que des antécédents personnels, certains asthmatiques présentent des stigmates de tuberculoses locales guéries : cicatrices de lupus, d'abcès froids ou de ganglions abcédés, anciennes ostéites ou arthrites avec ankylose.

sont des arthritismes acquis de bonne heure, dès l'enfance ou dès le nourrissage, ou des arthritismes de « communauté » contractés dans la vie de famille par l'unité de pratiques alimentaires vicieuses. Ce sont des diathèses d'éducation et non d'hérédité.

L'hérédo-terrain conditionne l'hérédo-nervosisme comme l'intoxication et l'infection acquises conditionnent leur propre neurotoxie, par le même mécanisme c'est-à-dire par action directe (névrite ou névrose) ou par action réflexe. La loi toxique de l'individu doit s'appliquer aux générations, et dans l'hérédo-nervosisme général, fonction de l'hérédo-terrain, le syndrome nerveux similaire nous apparaît comme une élection spéciale, commandée par une idiosyncrasie obscure ou par un *locus minoris resistentiæ* anatomique ou physiologique transmis héréditairement. D'où le schème suivant, montrant la filiation déjà admise, et superposable au schème précédent (intoxication-hyper excitabilité, etc.) dont il n'est que l'application.

Hérédo-terrain = Hérédo-nervosisme = Hérédo-asthme.

Voici, pour terminer ce paragraphe, une observation-type où se résument toutes les associations héréditaires, et le tableau synoptique d'une famille remarquablement asthmatique.

I

P..., 36 ans
(Asth. pneumo-bulbaire)

- GRAND'MÈRE, asthme pneumo-bulbaire = Hérédité similaire et alterne.
- MÈRE, rhumatisme déformant = Hérédité asimilaire.
- FILLE, coryza des foins = Héridité parasimilaire et croisée.

II

Famille A

A... Hélène = Asthme pneumo-bulb. type

- Louise = Asthme des foins.
- Jean = Indemne.
- Maurice = Emphysème.
- Louis = Indemne.
- René = Rhume des foins.
- Léonie = Bronchite sibilante.

(Ce sont les enfants d'Hélène A..., sœur aînée, la seule qui soit mariée.)

- A..., Marguerite = Asthme type.
- — Charles = Indemne.
- — Julien = Rhume des acacias.
- — Pierre = Indemne.
- — Jean = Rhume des foins.
- — Jeanne = Coryza spasmodique apériodique.

(Ce sont sept frères et sœurs).

§ IV. — SYSTÈME RESPIRATOIRE

Maladies toxi-infectieuses, neuro-arthritisme, — celui-ci n'étant qu'un chapitre de celles-là, — hérédité, telles sont les grandes causes générales, les causes fondamentales de l'asthme. Elles sont d'ordre constitutionnel, dyscrasique, héréditaire ou acquis, et c'est à elles qu'on remonte fatalement dans l'analyse bien conduite d'un cas particulier. Ne point savoir les rencontrer, les mettre en lumière, c'est rester en route dans l'étude de l'étiologie et de la pathogénie et se borner à une médication symptomatique, empirique, purement et fâcheusement approximative.

J'aborde maintenant l'étude des causes particulières, soit qu'on les examine dans un organe isolé, à titre d'épine locale, soit qu'on les envisage, comme réflexes coordonnés, dans un système d'organes. Il convient naturellement de commencer par le système respiratoire. Ici, nous sommes sur le terrain propre de l'asthme lequel n'est qu'une « perversion spéciale » de l'acte physiologique de la respiration ; et, dans cette sphère des plexus pulmonaires, nous devons nous attendre à trouver des causes asthmogènes nombreuses, — l'appareil respiratoire étant très accessible et très sensible aux troubles multiples du milieu intérieur ou du milieu extérieur, — et des causes particulièrement énergiques, les conditions irritatives locales se surajoutant aux conditions d'ordre général qu'on vient d'énoncer. Ce ne sont pas là, en effet, des excitations éloignées, ou même de proche voisinage, mais des excitations sur place, empruntant à leur localisation un caractère de déterminisme plus immédiat et plus rigoureux.

Appareil nasopharyngien. — Asthme nasal

Tous les réflexes de l'arbre respiratoire sont solidaires ; réflexe nasal, trachéal, laryngien, bronchoalvéolaire. Que l'un de ces réflexes accuse une hyperexcitabilité morbide, les autres ne restent pas indifférents ; leur excitabilité se traduit en même temps, chose fréquente, ou successivement, associée ou dissociée. Et voici le tableau que l'on peut dresser, montrant d'un seul coup les associations possibles et faisant comprendre la variété des phénomènes cliniques sous l'unité du trouble physiologique. Le mécanisme est le même ; le siège seul diffère, avec l'appellation nosologique.

Hyperesthésie et hyper-réflectivité nasale	Eternuements, rhinorrhée, coryza spasmodique, apériodique, périodique. *Asthme nasal.*
Hyperesthésie et hyper-réflectivité laryngienne	Laryngo-spasme et laryngite striduleuse, vertige laryngé, ictus laryngé.
Hyperesthésie et hyper-réflectivité trachéale	Trachéo-spasme, constriction trachéale.
Hyperesthésie et hyper-réflectivité broncho-pulmonaire	Dyspnée, bronchites sibilantes. *Asthme broncho-alvéolaire.*

D'après ce tableau synthétique l'asthme n'est donc qu'un des nombreux troubles morbides de la réflectivité respiratoire, mais il est le plus intéressant et le plus important ; et, par la tragique originalité de ses épisodes symptomatiques, par la gravité des désordres concomitants ou ultérieurs, il a confisqué l'attention des pathologistes. Les autres troubles de réflectivité évoluent autour de celui-ci ; ce sont des troubles « satellites », *parasthmatiques.* A la rigueur, en donnant au mot « asthme » un sens très générique, on devrait parler d'asthme laryngien, d'asthme trachéal, tout aussi bien que d'asthme broncho-pulmonaire ; en dénonçant ainsi la famille pathologique par l'unité terminologique, on gagnerait en méthode et en clarté. Il n'en est rien, on n'en parle pas habituellement ; mais par contre, chose tout d'abord paradoxale, on dit « asthme nasal » alors qu'il s'agit d'un territoire autre que le territoire pulmonaire, et d'un moyen physiologique autre que le pneumogastrique. Pourquoi cela ? Y a-t-il abus de langage invitant à réforme, et ne ferait-on pas mieux de s'en tenir au « coryza spas-modique » périodique ou apériodique, au « coryza des foins » au « coryza dyspnéique », appellation qui autonomisent le trouble clinique et ne préjugent rien? Ou bien y a-t-il intérêt, y a-t-il vérité à parler d' « asthme nasal », à superposer ceci à cela, comme une presque équation, comme un trouble de même nature dans des cadres différents ?... J'estime l'appellation classique parfaitement justifiée. Il est nécessaire de la conserver, non seulement dans ses formes dyspnéiques types, asthmoïdes ou asthmisantes, — ce qui va de soi — mais il faut encore en élargir la compréhension en englobant les formes atypiques si fréquentes, qui sont des phénomènes asthmatiques réduits et comme des étapes d'asthme (coryza périodique, hydrorrhée paroxystique, rhino-spasme matinal).

Cliniquement l'hyperesthésie et l'hyper-réflectivité nasales sont intimement liées à l'hyperesthésie et à l'hyper-réflectivité broncho-alvéolaire ; on peut dire que 90 % des asthmatiques pneumo-bulbaires types ont des réactions nasales exagérées, ou pour le moins faciles. L'exagération de la rhino-réflectivité est un critérium de l'asthme, surtout de l'asthme arthritique; l'exagération de la laryngo-réflectivité, de la trachéo-

réflectivité n'est, comparativement, qu'une exception,
qu'une quantité négligeable. Asthme nasal et asthme
pneumo-bulbaire s'associent, se préparent, se succèdent ; règle générale *les asthmatiques du nez ont eu,
ont, ou auront de l'asthme pneumique.* Pneumogastrique et trijumeau forment le circuit asthmatique :
dualité de moyens, unité de mécanisme. Que la réaction primitive parte du centre pneumo-bulbaire ou du
trajet pneumogastrique, il est rare que le trijumeau ne
s'impressionne point, et l'excitation imprimée primitivement à ce dernier se transmet facilement au pneumogastrique. Unies par la clinique, les deux formes,
nasale et pulmonaire, le sont aussi par l'étiologie,
souvent commune. Elles le sont encore par l'hérédité :
les asthmatiques du nez engendrent des asthmatiques
du poumon et inversement (1). Elles le sont enfin par
la ressemblance du syndrome ; on retrouve dans
l'asthme nasal tous les éléments de l'asthme pneumique, avec leur proportion ou leur disproportion,
physionomie type ou physionomie fruste. Le trouble
excito-moteur « éternuement » répond au trouble
excito-moteur « dyspnée », deux spasmes ; le trouble
excito-sécrétoire « rhinorrhée » répond au trouble
excito-sécrétoire « catarrhe bronchique », deux phénomènes vaso-moteurs ; et, présentés de la façon suivante, les syndromes semblent calqués l'un sur l'autre.

---

(1) Dans l'interrogatoire d'un asthmatique classique, il faut s'enquérir soigneusement de la réflectivité nasale des parents. —
en admettant que ceux-ci n'aient pas d'asthme broncho-pulmonaire
— avant de conclure à une hérédité négative. Tel asthmatique
n'accuse comme hérédité que l'hyper-réflectivité nasale paternelle
ou maternelle, ou collatérale ; et cela suffit.

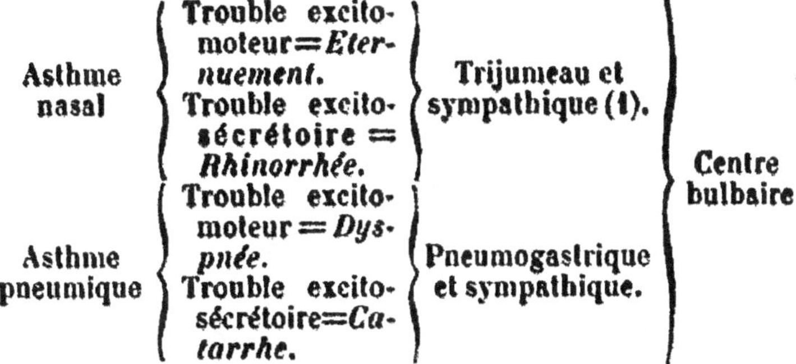

| Asthme nasal | Trouble excito-moteur = *Éternuement*.
Trouble excito-sécrétoire = *Rhinorrhée*. | Trijumeau et sympathique (1). | |
| Asthme pneumique | Trouble excito-moteur = *Dyspnée*.
Trouble excito-sécrétoire = *Catarrhe*. | Pneumogastrique et sympathique. | Centre bulbaire |

On peut dire que ceci se superpose exactement à cela, que l'un et l'autre ne diffèrent que par le théâtre, par le cadre ; que l'asthme nasal est de l'asthme en réduction, à l'*étage supérieur*.

L'asthme nasal peut s'entendre de deux façons.

a) Asthme de *symptomatologie nasale*. — Les phénomènes pneumo-bulbaires précèdent ou coexistent, avec ou sans réactions vaso-motrices appréciables du côté de la muqueuse nasale. Ce sont des troubles vicariants, — écoulements, éternuements — qui arrivent de jour comme de nuit (1). En certains cas, le coryza spontané et fugitif résume tout l'asthme. C'est, chez un asthmatique type, une manifestation atypique passagère, une forme fruste.

b) Asthme d'*étiologie nasale*. — Le phénomène pneumo-bulbaire déchaîné par voie nasale réflexe est conséquent, soit immédiat, soit éloigné. Ou bien rien ne

(2) Dans l'un et dans l'autre — ce qui est une ressemblance de plus — le sympathique joue un certain rôle, encore mal défini, obscur.

(1) Une de mes malades, asthmatique nocturne classique, voyait parfois ses accès remplacés par un écoulement nasal abondant qui se produisait à la même heure. La première fois elle crut à un violent saignement de nez. Il s'agit dans ce cas d'une hydrorrhée vicariante.

déborde la région nasale, et le nez demeure le théâtre unique de la cause et de l'effet.

L'expression « asthme nasal » peut donc désigner et désigne tantôt ceci, tantôt cela, bien qu'il s'applique, et doive s'appliquer, plus spécialement à la forme *d'étiologie nasale*, à l'asthme *par le nez*.

Au reste, entre ces deux formes, il est une frontière parfois difficile à établir, non seulement au point de vue de la chronologie des accidents cliniques, mais encore au point de vue du signe nasal objectif. Il n'est pas toujours facile de tomber d'accord sur la « lésion nasale », étant donné l'infinie variété de l'architecture intra-nasale ; (on peut dire que pas un nez ne se ressemble). Si certaines lésions s'imposent, d'autres sont discutables. Et ce n'est qu'arbitrairement qu'on tranche la question de savoir, par exemple, s'il s'agit d'une hypertrophie primitive de la muqueuse nasale avec asthme réflexe consécutif, ou d'asthme pneumique primitif aboutissant à une turgescence vaso-motrice secondaire, de durée variable. C'est la confusion possible, parfois difficilement évitable, de l'effet avec la cause, et inversement. D'autre part un gonflement nasal en apparence primitif peut être en réalité secondaire. Les vaso-dilatations réflexes nasales sont fréquentes, d'ordre viscéral, génital ou cutané. On les rencontre surtout dans les maladies de l'estomac, Bouchard les a bien mises en lumière dans les dilatations et Ruault a confirmé ses vues ; elles sont non moins fréquentes dans les affections du foie et de l'intestin. On devine les conséquences au point de vue clinique et surtout thérapeutique. Combien de nez ressortissent à la médecine générale plus qu'à la spécialité ! (1).

Les causes de l'asthme nasal se divisent en causes *intra-nasales* et en causes *extra-nasales*.

1° Causes intra-nasales

Il n'est pas une lésion nasale, réelle ou apparente, qui n'ait été incriminée comme productrice d'accès d'asthme, et chacune se prévaut d'observations plus ou moins nombreuses et, il faut le dire, plus ou moins probantes. Enumérons : la congestion chronique primitive ou supposée telle, — l'hypertrophie partielle ou totale d'un ou plusieurs cornets, — l'éperon de la cloison, — le catarrhe nasal, — les queues de cornets, — l'ulcération de la cloison, — l'hémisténose (Gellé), — la rhinite atrophique avec ou sans ozène (Cartaz), — la sinusite maxillaire (Richardson), — la rhino-pharyngite purulente (Gallois), etc., etc. J'ai observé assez fréquemment un état particulier, « molluscoïde », de la muqueuse du cornet inférieur, muqueuse d'un rose franc, ou rose pâle, d'une consistance de sangsue, se déprimant facilement par le stylet et revenant lentement sur elle-même.

Parlons enfin, et surtout, des polypes. Sans essayer d'établir de pourcentage, il n'est pas douteux que ceux-ci l'emportent de beaucoup sur chacune des autres causes asthmogènes intra-nasales ; c'est avec eux qu'a commencé et que se continue la longue

(1) Les spécialistes ont abusé de l'étiologie nasale dans l'asthme ; en réalité il y a beaucoup plus d'asthmes à symptomatologie nasale que d'asthme d'étiologie nasale.

histoire des interventions locales, riche en succès et plus riche encore en mécomptes. Schmiegelow a observé 40 cas d'asthme chez 514 sujets atteints de rhinite chronique, et 31 autres cas chez 139 sujets atteints de polypes du nez (1). Dans 393 cas je relève 43 fois l'étiologie nasale nette, de tout ordre (2).

Nombreux sont les auteurs qui ont écrit sur la relation asthmo-polypeuse ; parmi les spécialistes, Duplay, Voltolini, Frænkel, Hering, Mackensie, Ruault ; parmi les « généralistes », Trousseau, Potain, Guéneau de Mussy, etc. Duplay incrimine surtout les grands polypes qui agiraient comme obstacle mécanique : Hartmann, Schœffer accusent de préférence les petits polypes mobiles. On a vu l'asthme disparaître par l'ablation de polypes, réapparaître avec eux, disparaître par ablation nouvelle. Devant une expérience aussi décisive, aussi concluante, il a semblé à certains auteurs qu'on se trouvait en présence d'un agent pathogène spécifique, et qu'enlever le polype, — et, généralisant, toute lésion nasale, — c'était procéder à la cure radicale, escomptée, de l'asthme. Il a fallu en rabattre, et d'autres faits nombreux ont invité à réflexion, à circonspection, démontrant qu'il y avait autre chose que cette épine locale sur laquelle on s'hypnotisait. Le polype n'a pas, en *soi*, le pouvoir asthmogène ; il ne l'a qu'indirectement, secondairement, en vertu du terrain névropathique créé lui-même par un processus toxique ou infectieux : tant vaut le sujet, tant vaut le polype. Combien de poly-

---

(1) Thèse de Roux.
(2) Moncorgé, même thèse.

peux n'ont jamais d'asthme ? Combien de rhino-asthmatiques ont guéri sans qu'on touche à leur nez ? Que d'interventions ont été sans résultats, ne guérissant ni s'améliorant ! Certaines ablations ont même aggravé l'état asthmatique. Plus encore, des sujets non asthmatiques le sont devenus *après intervention nasale* ; j'en ai observé quelques cas, Torstenson et Schmiegelow en citent d'autres. Ces derniers faits semblent paradoxaux ; ils ne le sont qu'en apparence. On a rapporté des cas d'asthme par un corps étranger (Mattei), après une douche nasale, après cautérisation, un autre par simple examen du nez. Il a donc suffi d'une simple irritation, d'un simple attouchement sur une muqueuse très sensible et prédisposée pour déchaîner un vif réflexe ; *à fortiori* peut-il être déchaîné par ce traumatisme plus net, plus brutal, qu'est une ablation de polype, arrachement ou section. Après avoir accordé une influence prépondérante à la lésion polypeuse elle-même, puis à sa forme, puis à sa masse, à sa vascularisation, puis à son siège, attribuant la vertu asthmogène à telle ou telle qualité lésionnelle, on finit par la déposséder de cette influence au profit de la muqueuse sous-jacente. Et si la question de siège prévalut, ce fut grâce à la découverte de zones, de points plus sensibles, et tout l'intérêt de l'étiologie passa de la lésion à la muqueuse, celle-ci conditionnant celle-là. Mais la muqueuse ne vaut, en l'espèce, que par son hyperexcitabilité du trijumeau et du pneumogastrique, laquelle se subordonne à son tour à l'excitabilité générale. C'est toujours le point de départ où il faut revenir, toujours le postulat qu'il faut admettre. La lésion nasale n'est que la goutte d'eau qui fait déborder le vase.

Mais, qu'il s'agisse de polype ou de toute autre lésion, quel est le mécanisme du réflexe nasal ?... Hack, grand défenseur de l'asthme nasal, admet l'existence d'un tissu érectile dans la pituitaire, tissu qui serait le point de départ du réflexe. La muqueuse nasale riche en vaisseaux, riche en nerfs, se congestionne facilement ; la cocaïne amortit, empêche cette congestion et diminue la vivacité et l'intensité du réflexe. Mackenzie admet des zones d'hyperesthésie vers la moitié postérieure des cornets inférieurs, et Lévy trouve dans le cas de réflexe rhinogène de nombreux filaments nerveux à myélaxes dans la muqueuse de ces mêmes cornets. Cette surface hyperesthésique s'étend à toute la cloison d'après Hering et Torstenson. Pour Brugelmann les zones asthmogènes se rencontrent dans 70 % des cas et ces zones existeraient dans tout l'arbre respiratoire. Le tableau dressé plus haut montre que je partage entièrement cette manière de voir ; hyperesthésie et hyper-réflectivité siègent, à degrés variables, dans toute la surface respiratoire, depuis les cornets jusqu'à l'alvéole. Sajous divise la cavité nasale en trois zones sensibles, susceptibles de devenir hyperesthésiques : 1° *zone postérieure*, amenant toux et asthme, soit par réflexe net, soit par propagation catarrhale aux bronches ; 2° *zone antérieure* plus sensible, où se ramifie également l'olfactif, provoquant larmoiement, photophobie, prurit facial et palpébral ; 3° *zone moyenne*, participant des deux.

Par contre Kuttner nie l'existence des zones asthmogènes dans le nez ; si elles existent, dit-il, on a affaire à des hystériques. Assertion des plus contestables.

D'après les expériences de F. Franck, il résulte que l'extrémité antérieure et le bord libre des cornets inférieurs et moyens sont très sensibles. L'extrémité postérieure des mêmes régions est moins sensible. La partie postérieure de la cloison et la muqueuse du méat moyen le sont encore moins. Cette sensibilité est d'autant plus nette, d'autant plus vive qu'il y a congestion des muqueuses, expérience réalisée par le coryza aigu. Le *coryza aigu* est, en effet, une cause occasionnelle fréquente de l'accès d'asthme. Mais il faut, en certains cas, savoir se défier, et ne point prendre pour un coryza aigu idiopathique provocateur d'accès un coryza déjà asthmatique, un accès nasal ; les explications mêmes des asthmatiques invitent fréquemment à tomber dans cette confusion.

Toutes ces causes intra-nasales peuvent se résumer dans le tableau suivant que j'emprunte à Lermoyez.

1° *Lésions fixes* : Polypes, crêtes et épines de la cloison, rhinites hypertrophiques, atrophiques, rhinolites, corps étrangers, etc., etc. ;

2° *Lésions passagères* : Réplétion des corps caverneux, coryzas aigus, subaigus, coryzas réflexes ;

3° *Lésions latentes* : Zones hyperesthésiques du nez, sans modifications apparentes de la muqueuse (1).

---

(1) C'est à ces lésions latentes qu'il faut rapporter sans doute certains cas peu connus, heureusement rares, de coryzas subaigus, avec ou sans asthme, remarquables par leur continuité et leur ténacité. Ils durent des mois, des années, avec récidives subintrantes, et empoisonnent littéralement l'existence des malades.

2° *Causes extra-nasales*

Les causes extra-nasales peuvent elles-mêmes se subdiviser en causes *endogènes* et en causes *exogènes*.

Les causes extra-nasales endogènes ne sont autres que les vaso-dilatations nasales réflexes provoquées par les organes internes, et j'en ai déjà parlé incidemment. En pareils cas, le nez n'est qu'une étape intermédiaire, une cause seconde, associée ; le réflexe initial part de l'estomac, du foie, de l'intestin, — réflexe gastro-nasal, hépato-nasal, entéro-nasal, — et se transmet secondairement au bulbe — réflexe rhino-bulbaire. Les fosses nasales sont un véritable nid de réflexes. J'ai également tiré quelques conclusions thérapeutiques ; le traitement rationnel doit négliger l'accessoire nasal pour s'adresser surtout à l'organe principal, asthmogène. On comprend toutefois que, par suite de congestions réflexes répétées, une congestion chronique ou une hypertrophie puisse s'établir et qu'une lésion fixe se substitue progressivement à un état lésionnel mobile. L'épine locale est alors constituée définitivement, elle rentre dans le cadre des causes intra-nasales, agit pour son propre compte, et le spécialiste retrouve ses droits.

A côté de ces causes d'ordre « viscéral », il faut placer les causes « d'ordre périphérique », peau ou muqueuse. L'action du froid ou de l'humidité sur la peau provoque facilement la congestion nasale, d'une

Habituellement on ne trouve rien à l'examen ; plus rarement on trouve de la congestion localisée, ou encore une réplétion très marquée des corps caverneux, une véritable érection de la pituitaire. Ces derniers cas relèveraient plutôt des rhinites vaso-réflexes.

façon aiguë ou subaiguë, et, chez les asthmatiques, le réflexe « rhino-cutané » est aussi susceptible que le réflexe nasal proprement dit. Les irritations de la conjonctive impressionnent facilement la muqueuse nasale par contiguïté, ou par voie réflexe — réflexe « palpébro-nasal » — lequel appartient au réflexe « oculo-nasal ». Cette muqueuse palpébrale, surtout le bulbe lacrymal, réagit sous des agents divers, les pollens notamment, et provoque l'éternuement (1). Il s'agit en pareil cas d'une excitation mécanique ; d'autres fois un réflexe véritablement spécifique semble entrer en jeu. Ainsi, dans certains cas de coryza d'été ou d'asthme nasal estival, la lumière solaire paraît jouer un rôle prépondérant. Tel sujet ne peut supporter la lumière crue sur un mur blanc ou sur un trottoir ; il est obligé de s'y soustraire, de se renfermer dans une demi-obscurité, et de ne sortir qu'avec des lunettes noires pour amortir la réverbération (1). Même action et même mécanisme dans certains cas de coryza spasmodique apériodique dû à la lumière artificielle trop vive, gaz ou électricité. Il s'agit d'un réflexe périphérique oculo-nasal déchaîné par un agent spécifique chez des idiosyncrasiques, à moins que, pour la lumière artificielle aussi bien que pour la lumière naturelle, on admette un réflexe plus profond,

(1) Un médecin des hôpitaux, de mes amis, éprouve fréquemment en auscultant ses malades, « au lit », de violentes démangeaisons de l'angle interne de l'œil. Cette hyperesthésie caronculaire est une forme réduite, et si l'on peut dire, extra-nasale de l'asthme nasal. C'est un candidat à l'asthme nasal type ou à l'asthme pneumique. C'est d'ailleurs un héréditaire. Rosenbach parle de l'asthme « caronculaire ».

(1) Un de mes malades s'enferme de longues heures dans sa cave.

optique, excitant le centre respiratoire. On a vu, par exemple, l'asthme succéder à l'iridotomie (2).

Ces causes nasales, périphériques, conduisent naturellement aux causes exogènes proprement dites, aux causes d'ordre externe.

Si les lésions intra-nasales valent par la qualité réactionnelle spéciale de la muqueuse sous-jacente, et celle-ci par la réflectivité nerveuse générale, il faut le dire *à fortiori* de ce qui touche aux causes extranasales, aux agents provocateurs venus de l'extérieur. Qu'ils agissent mécaniquement comme les poussières, spécifiquement comme les odeurs, ou le plus souvent par un mécanisme mixte, ils dénoncent à chaque instant la névropathie extrême du sujet par des bizarreries sans nom, d'incroyables étrangetés qui sont le propre des maladies nerveuses, et qui défient toute règle et toute classification.

a) *Excitants mécaniques.* — Toute poussière en général peut agir, qu'elle soit minérale, végétale, animale, et peut provoquer des manifestations nasales ou rhino-pulmonaires, coryza spasmodique apériodique avec ou sans dyspnée. La poussière des *routes*, de *pierres de tailles*, de *charbon*, la *cendre*, le *blanc d'Espagne*. — Les poussières de *céréales*, graminées diverses : maïs, avoine, chanvre, froment ; la farine, la farine de lin. — Les poudres de *riz*, de *lycopode*, d'*ipéca*, de *chasse*, de *Vical*, etc. — Les *balayures*. —

(1) Carrière. *Maladies de l'Appareil Respiratoire*, 1908. — P. Vigier et Wolf viennent d'appeler l'attention sur le rôle de l'œil dans la fièvre des foins : hyper-réflectivité de la conjonctive, mise en jeu par des agents divers, hyper-réflectivité rétinienne mise en jeu par une lumière intense ou brusque.

Les *lainages,* poussières de *matelas,* de *pelleteries.* — Toutes les fumées en général : *tabac, asphalte, bitume, goudron,* fumées *médicamenteuses.* — Certains *gaz.*

Le nerf affecté par les excitations mécaniques est le trijumeau dont l'irritation se réfléchit sur le bulbe, et provoque le réflexe.

b) *Excitants spécifiques.* — Toutes les odeurs, tous les aromes peuvent entraîner des manifestations nasales, avec ou sans dyspnée. Le *soufre,* le *vernis,* la *naphtaline,* l'encre, la *moutarde,* les *huiles brûlées,* l'odeur de *friture,* l'*ammoniaque,* l'*eau chlorée* (Treitel). — Les *parfums naturels :* roses, lis, orchidées glycines, platanes, tilleuls, acacias, et en général toutes les fleurs selon certaines idiosyncrasies. Il y a parfois des graduations dans l'idiosyncrasie : un malade a des éternuements violents en épluchant des asperges, puis de l'oppression et des sibilances ; il a des accès larvés en épluchant des salsifis (1). — Les *parfums artificiels,* quels qu'ils soient. — Certaines odeurs d'*animaux :* cheval (1), bestiaux divers, chien, chat, lapin, volailles, gibier. Depuis quinze ans, un de mes malades ne peut être à côté d'un chat sans prendre un accès d'asthme. — L'odeur d'*écurie.* — L'odeur du *corps humain,* foule ou individu, de *lit défait.*

Comme on le voit par cette longue énumération, il

(1) Deschamps, cité par Roux.

(1) J'ai observé une quarantaine de cas d'asthme dus au cheval. De tels malades ne peuvent aller en voiture attelée, entrer dans une écurie, au cirque, sans avoir des éternuements paroxystiques ou des accès d'oppression. — J'ai vu cinq cas d'asthme dus au mulet.

s'agit de réactions individuelles ultra-fantaisistes ; question de choix, question de nombre, question d'intensité, suivant le cas. Tel asthmatique est sensible à un groupe d'excitants ou d'odeurs, tel autre à un seul excitant ou à une seule odeur. Celui-ci réagit sous des odeurs fortes, quelles qu'elles soient, — et c'est la règle ; — celui-ci manifeste sa sensibilité pour une odeur de dose infinitésimale qu'il déniche avec art et pour laquelle il devient un réactif hypersensible. Chose paradoxale, telle fumée habituellement pathogène, — le tabac par exemple, — calme celui-ci ; telle fumée médicamenteuse classique, — papier nitré, datura, — donne des accès à celui-là. Quelquefois les odeurs professionnelles ne fatiguent pas, chose rare d'ailleurs, et d'autres incommodent. Les mêmes odeurs, très asthmogènes en été, ne le sont plus ou le sont moins en hiver, ou bien le groupe des excitants d'été se réduit, en hiver, de quelques unités.

Les excitants spécifiques s'adressent au nerf de sensibilité spéciale, l'olfactif, qui peut déchaîner directement le réflexe respiratoire, comme le prouvent les expériences de certains physiologistes, Luchsinger entre autres. D'autres fois, il semble emprunter la voie du sympathique. Il ne saurait emprunter la voie du trijumeau avec lequel il n'a point d'anastomoses chez l'homme (Testut), et la synergie de celui-ci n'est pas nécessaire. Toutefois l'hyperesthésie olfactive marche le plus souvent de pair avec l'hyperesthésie et l'hyperexcitabilité du trijumeau ; l'un et l'autre se répartissent les zones œsthésiogènes, et le parfum, substance impondérable qui s'adresse à l'olfactif, provoque des réflexes aussi vifs que certaines poussières inertes à dose massive. La qualité l'emporte même le plus souvent sur la quantité, pour l'intensité du réflexe. Enfin, très fréquemment, il peut y avoir un mécanisme mixte, trijumeau et olfactif étant impressionnés en même temps, l'agent causal s'adressant à la fois au nerf de sensibilité générale et au nerf de sensibilité spéciale. J'ai observé des rhino-asthmatiques *anosmiques*, ayant des accès sous l'influence d'excitants violents, soufre, graisse brûlée. Une de mes malades, anosmique, ne « sent » pas l'odeur des violettes, mais en leur présence a des picotements violents qui la font éternuer en séries. Le parfum, purement objectif, agit donc en pareil cas comme un excitant mécanique. Il y a là une véritable dissociation physiologique, une véritable expérience tendant à démontrer que dans un nez normal les excitants spécifiques, — odeurs, parfums, — s'adressent aussi bien au trijumeau qu'à l'olfactif, en moindres proportions pour le premier.

Si les gaz irritants, les fumées, les excitants volatils ou les odeurs violentes empruntent habituellement la voie nasale, ils peuvent s'adresser directement au larynx, à la trachée, ou à l'appareil broncho-pulmonaire, provoquer la toux, la sensation de strangulation, la dyspnée ; ce qui établit une fois de plus l'existence de zones hyperesthésiques dans tout l'arbre respiratoire chez les asthmatiques. L'ammoniaque, la térébenthine, etc., excitent les terminaisons du pneumogastrique et peuvent amener un arrêt de mouvement à l'état de tétanos inspiratoire.

Signalons encore certaines particularités. Le plus souvent, sous l'influence de l'agent mécanique ou spécifique, l'accès d'asthme éclate immédiatement ; d'autres fois il y a une période d'attente, de « méditation ». Chez un de mes malades, boucher, sensible à l'odeur des bestiaux, la crise apparaissait le soir du marché ; chez un autre, meunier, elle éclatait *fatalement* vingt-quatre heures après un séjour un peu prolongé au moulin. Peut-être a-t-on affaire en pareils cas à des toxines animales ou végétales dont l'action nocive est subordonnée à une période d'incubation ?

Quelques formes d'asthme nasal, assez singulières et d'ailleurs classiques, sont d'étiologie très complexe. Ainsi l'asthme de *théâtre* dû à l'atmosphère viciée, à la poussière de la salle, l'odeur des foules, la crudité de la lumière artificielle ; telle ou telle causalité l'emportant sur les autres suivant l'idiosyincrasie du sujet; l'asthme de *chemin de fer* où interviennent, en proportion variable, la trépidation du train, la fumée, l'odeur des wagons et la poussière des banquettes, et surtout la poussière de la voie, car cet asthme s'atténue les jours de pluie.

A l'asthme nasal appartient enfin le *rhume* ou *coryza des foins*, l'*asthme des foins*, le hay-fever, affection singulière qui fit éclore une si riche littérature médicale.

Cette affection, décrite d'abord par les auteurs anglo-saxons (Heberdeen, Bostock, Beard, Blackley, etc.), fut primitivement considérée comme une véritable entité pathologique. En France, Leflaive se fit le défenseur de cette idée (1). On s'en laissait imposer par la singularité étiologique, par l'apparence épidémiologique, par l'apparition soudaine et l'évolution quasi-cyclique ; tous ces éléments semblaient plaider pour une nette individualité. Individualité aujourd'hui compromise, entité démembrée ; on dépouille cette affection de « tant d'honneur ». Déjà Parrot, en 1877, n'en faisait qu'une simple variété de l'asthme.

Que le hay-fever soit de nature asthmatique, l'expérience clinique le prouve surabondamment ; une de ses formes, rhino-broncho-spastique, très classique et assez commune, est nettement dyspnéique ; c'est le hay-asthma. D'autre part, l'asthme des foins et l'asthme pneumo-bulbaire s'associent fréquemment chez le même individu ou se succèdent héréditairement. Mais, serrant la question de plus près, on peut dire que le hay-fever n'est qu'une variété de l'asthme nasal, qu'une variété de rhinite spasmodique, et avec l'Ecole française (Garel, Cuvillier, Molinié, Vassal), avec Macdonald, Sajous à l'étranger, il faut admettre la complète identité du coryza périodique et du coryza apériodique. Dans l'un et dans l'autre, les formes cliniques sont les mêmes : oculo-nasale et rhino-broncho-spastique. La périodicité peut être artificiellement provoquée : n'étant qu'un retour de la cause extrinsèque, on peut chez les idiosyncrasiques, — avec l'ipéca, le tabac, le soufre, les roses, etc., etc., — provoquer « périodiquement » du coryza « apériodique », sous forme diurne ou nocturne, hebdomadaire, mensuelle, annuelle, à volonté. L'asthme des

(1) *Thèse de Paris*, 1887.

foins n'est pas plus une entité que l'asthme des roses, des platanes, des lilas, etc. ; et s'il fallait, avec l'idiosyncrasie poussée à ses dernières limites, extravagante, chez les asthmatiques, baser une entité pathologique sur la différence de l'agent causal, il faudrait en créer une par chaque individu. D'ailleurs, ces deux coryzas sont souvent mélangés, successifs, voire subintrants. On commence parfois par du coryza apériodique, — quelle qu'en soit la cause, — et un beau jour on fait du coryza des foins, c'est-à-dire de la systématisation par rapport à une cause particulière. Ou bien on commence par le rhume des foins, et on conserve en automne, en hiver, des réactions nasales faciles et violentes, sous l'influence d'une certaine catégorie d'odeurs, ou pour toutes les odeurs un peu fortes, ou seulement pour la lumière artificielle. Il reste donc, en dehors du printemps, un coryza spasmodique spontané ou provoqué qui s'exaspère en retrouvant sa spécificité printanière (1). Il y a transformation ou subintrance entre ces deux formes nasales, comme il y a transformation ou subintrance entre le hay-fever, le hay-asthma et l'asthme pneumo-bulbaire lui-même.

Les théories du hay-fever sont nombreuses. Je ne ferai que les indiquer, avec de brefs commentaires, leur développement ne pouvant intéresser que les traités plus spéciaux (1).

a) *Théorie météorologique.* — Elle fut émise par Bostock qui s'appuyait sur son observation person-

<hr>

(1) Voir in *Thèse de Vassal* certaines de mes observations personnelles montrant cette fréquente association ou transformation.
(1) Voir Garel. Rhume des Foins, in *Actualités médicales*, 1899.

nelle. Dechambre et Leflaive s'y sont ralliés. Cette théorie contient une part de vérité : le printemps, l'été exagèrent l'hyper réflectivité générale, locale, comme nous le verrons plus loin ; certaines conditions climatériques sont favorables, d'autres défavorables, — la lumière solaire, dont le rôle est à la fois mécanique et spécifique, gradue par son intensité la violence du hay-fever ; celui-ci, d'autre part, est moins fort quand l'été est pluvieux.

b) *Théorie microbienne.* — Elle est due à Helmholz qui, en 1869, découvrit dans le mucus nasal de petits vibrions groupés linéairement deux à deux. Peu d'auteurs admettent cette étiologie, et de nombreuses recherches n'ont pas permis de retrouver les vibrions décrits.

c) *Théorie nasale.* — Emise par Daly, elle fut défendue surtout par Hack, Mackensie, Sommerbrodt, Roe, H. Thomas, etc. Pour ces auteurs, l'asthme des foins est toujours lié à une lésion nasale ; affirmation excessive, bien qu'il faille tenir compte de certaines statistiques autorisées, — celles de Molinié entre autres, — montrant que dans un grand nombre de cas des lésions nasales ont été constatées. J'ai dit plus haut ce qu'il fallait penser des lésions nasales en général ; dans l'asthme des foins comme dans l'asthme pneumo-bulbaire, elles jouent le rôle d'épine irritante, variable d'importance suivant les cas. Elles sont causes secondes. Pour Garel, la lésion nasale n'est pas plus fréquente chez les sujets atteints de hay-fever que chez ceux qui en sont exempts.

d) *Théorie pollinique.* — Cette théorie rencontre un grand nombre de partisans. Pour Lermoyez, dans 95% des cas d'asthme des foins on trouverait cette notion étiologique. Blackley a démontré par ses expériences que les inhalations de pollen produisaient l'asthme des foins chez quelques personnes. En Amérique, Wyman a obtenu les mêmes résultats avec le pollen de l'absinthe romaine. En août, septembre, l'absinthe romaine, ou armoise pontique, pousse et fleurit un peu partout, surtout le long des routes, dans certaines contrées de l'Amérique du Nord. Les auteurs américains semblent la rendre seule responsable du hay-fever. Les Anglais accusent l'antoxanthum de Linné, les Allemands incriminent le seigle en fleur (1). Otto Scherer s'en prend au pollen du « ragwed » et il en a extrait une substance, l'*ambrosine*, capable de provoquer l'attaque de fièvre des foins, par son contact avec la muqueuse nasale ou la conjonctive. En Europe on peut accuser toutes les graminées et céréales en général, sans qu'on soit bien fixé sur les véritables espèces nocives. Dunbar dénonce un grand nombre de plantes, — 114, — dont quelques-unes n'appartiennent pas à la famille des graminées. Enfin pour expliquer certains cas aberrants, d'apparence paradoxale, Liefman montre qu'en toute saison, même en hiver, l'aéroscope décèle des grains de pollen en suspension dans l'air.

Comment agit le pollen ? Agit-il mécaniquement, sur le trijumeau, ou spécifiquement sur l'olfactif. Il en est de ce coryza périodique comme du coryza apé-

(1) Vassal. Thèse citée.

riodique ; les deux nerfs s'impressionnent, sans qu'il soit possible d'établir dans quelle proportion. Elle doit être variable suivant les cas. Je connais *des anosmiques qui ont du coryza des foins.*

Pour certains auteurs, il y aurait autre chose qu'une action mécanique, quel que soit le nerf impressionné, il y aurait une action chimique. Strangwais admet que le pollen forme des toxines irritantes pour la pituitaire. Pour Dunbar, de Hambourg, le principe pathogène serait représenté par une *toxalbumine* isolable. Instillée dans le nez ou dans l'œil, ou injectée sous la peau à des sujets de notre espèce, non réfractaires à la fièvre des foins, une dilution de cette toxalbumine leur communiquerait les symptômes de cette affection. Injectée à des animaux, Dunbar aurait obtenu un sérum chargé d'une antitoxine, sérum prophylactique et curatif. Il démontre en outre que les graines de pollen qui sont inefficaces dans la période non critique regagnent de virulence après la destruction mécanique de leur coque extérieure (exine), de façon que leur introduction provoque l'accès typique de fièvre des foins, même en hiver. Les expériences et théories de Dunbar ont rencontré des détracteurs et des partisans, et la question reste à trancher (1).

e) *Théorie neuro-arthritique.* — C'est celle de l'Ecole française indiquée par Parrot, Trousseau, formulée clairement par Guéneau de Mussy en deux leçons faites à quelques années de distance, et à laquelle se sont rangés Bondet, H. Mollière, Ler-

---

(1) La théorie de Dunbar est appuyée par les expériences de Billard et Mallet.

moyez, etc. C'est la théorie de l'état diathésique, la théorie de l'école « généraliste » en face des écoles « spécialistes ». C'est la « dominante » du terrain, le terrain primant la graine.

f) *Théorie éclectique.* — Elle est due à Clarke et à Hinkel ; elle est adoptée par Garel, Lermoyez, etc., et elle s'applique aussi bien aux formes printanières ou automnales périodiques qu'aux formes apériodiques. Je me range à cette dernière théorie, mixte, large, qui fait la part de la graine et du terrain, subordonne les causes occasionnelles aux causes prédisposantes, et envisage, suivant l'individu, l'ensemble des causalités petites et grandes. Il y a surtout des cas d'espèce.

On retrouve dans l'asthme des foins les mêmes éléments, essentiels, de l'asthme pneumo-bulbaire : 1° Une *intoxication*, qui est l'intoxication arthritique ou uricémique. On connaît d'ailleurs l'étroite parenté du hay-fever avec d'autres manifestations arthritiques: migraine, eczéma, coliques hépatiques, néphrétiques, goutte, etc., etc. ; 2° L'*hyperrexitabilité* de la pituitaire, conditionnée par l'hyperexcitabilité générale du sujet, qu'il y ait, ou non, des lésions nasales apparentes ; 3° L'*agent irritant extérieur*, ou mieux, le plus souvent, les agents extérieurs, car ils sont en nombre, formant une causalité complexe. Il est habituellement difficile d'établir l'apport causal de chacun, de doser leurs proportions ; d'autres fois, le sujet indique nettement sa « préférence », son idiosyncrasie, qui fait pencher la balance en faveur de la lumière solaire, ou de l'armoise, ou du seigle en fleur, ou du platane, ou de telle ou telle graminée. Mais cette dissociation extrême, si elle individualise un sujet, ne saurait individualiser une affection pathologique, et nous ne faisons que retrouver dans l'agent extérieur du coryza périodique les mille fantaisies de l'agent externe du coryza apériodique (1).

J'ai dit que l'intoxication, l'intoxication arthritique, est la base de toute fièvre des foins ; parfois cependant il s'agit d'une « base infectieuse ». J'ai observé l'asthme des foins après des fièvres graves, et il ne faut pas ignorer les rapports possibles, encore peu classiques, de cette affection avec la tuberculose. La tuberculose existante, cliniquement reconnue, peut provoquer de toutes pièces l'asthme des foins, créant l'excitabilité nasale avec l'excitabilité générale ; d'autres fois l'asthme des foins est le premier symptôme d'une tuberculose sournoise, qu'il y ait, ou non, des antécédents héréditaires. On peut entrer dans la tuberculose par le hay-fever le plus classique ou par la bronchite spasmodique d'été. J'ai vu le hay-fever se compliquer de pleurites sèches, de points de congestion, parfois d'hémoptysies ; Piéry cite deux cas semblables (1). De tels phénomènes précèdent l'asthme des foins, ou l'accompagnent, ou le suivent. Toutefois une réserve s'impose. Quand la tuberculose évolue après l'affection d'été, le diagnostic pathogénique est

(1) Toutes ces théories ont aujourd'hui cédé le pas à la théorie générale de l'anaphylaxie, avec crises vasculo-sanguines et phénomènes colloïdo-classiques (Widal). Cette théorie elle-même, rejoint par un détour, la doctrine humorale, les états diathésiques, et le neuro-arthritisme.

(1) Epchtein. *Thèse de Lyon*, 1906.

facile ; mais quand tout se borne à des incidents légers, discrets, de congestion localisée, sans ébranlement de l'état général, on doit se demander si l'excitation violente ou prolongée du pneumo-gastrique n'est pas à elle seule capable de provoquer ces irritations ou suffusions légères. A la rigueur, théoriquement, on peut l'admettre ; malheureusement, les expériences des physiologistes ne nous éclairent pas sur cette question, et le point d'interrogation demeure, dans ces cas spéciaux, entre la « spécificité » ou la « banalité » des aspects lésionnels (2).

Le hay-fever se manifeste surtout en mai et juin en Europe. Prausmitz estime, d'après ses expériences, à deux millions par mètre carré la quantité de grains de pollen répandus en mai et surtout en juin, représentés presque exclusivement par du pollen de graminées. A partir du mois de juin, ce nombre diminue très rapidement, jusqu'à n'être plus que de 1.400 par mètre carré au mois d'août.

On peut avoir l'asthme des foins à tel endroit et ne pas l'avoir à tel autre, dans les mêmes conditions objectives apparentes. Règle générale, la seconde coupe ne donne pas d'accès, mais il y a des exceptions. Tel craint le foin vieux des fenils, qui ne craint pas le foin des prairies ; en pareils cas agit la poussière complexe des greniers, et le pollen laisse indifférent. Enfin le pollen peut ne provoquer que de la toux ou de la toussoterie, sans coryza, sans asthme. C'est à proprement parler du laryngisme, ou du trachéisme « polli-

(2) Il est aussi logique d'admettre des réactions vaso-motrices asthmatiques dans l'appareil broncho-pulmonaire que dans le nez.

nique périodique » ; et nous retrouvons là les zones d'hyperesthésie laryngienne, trachéale, signalées dans le coryza apériodique. Nouveau point de ressemblance entre ceci et cela.

Les *végétations adénoïdes* peuvent aussi provoquer l'asthme, mais le fait serait assez rare, d'après Cuvillier. Crouzillac vient de publier un cas positif. Elles peuvent le provoquer indirectement par la gêne apportée à la respiration (Cuvillier), ou directement par voie réflexe. On voit l'asthme persister après l'ablation des adénoïdes ; dans cinq cas je l'ai vu apparaître après l'opération. Le paradoxe apparent est le même que pour les polypes, et même le mécanisme pathogénétique.

Un autre mécanisme indirect est de nature infectieuse. Les adénoïdes contiennent des microbes, surtout des staphylocoques, streptocoques (Chatellier, Goure), le plus souvent d'une virulence atténuée (Manfredi) ; enfin Dieulafoy, Lermoyez y ont décelé le bacille de Koch. Pour ceux que séduit la théorie de l'asthme tuberculeux, l'asthme adénoïdien n'apparaîtrait que lorsqu'il s'agit d'adénoïdes tuberculeux.

L'*asthme palatin* est très rare. Porter, cité par Roux, aurait vu l'asthme guérir par l'ablation d'une amygdale contenant un calcul.

Citons, pour terminer, la théorie de A. Tardieu pour qui le pharynx serait le carrefour asthmogène par excellence, en raison de son proche voisinage avec le bulbe. Cette théorie brillamment défendue par son auteur me paraît trop étroite et trop absolue.

Appareil trachéo-broncho-pulmonaire

Comme le coryza aigu, la *laryngite aiguë* peut être une cause provocatrice d'accès chez les sujets prédisposés ou en puissance d'asthme. Les lésions laryngées *chroniques* comme facteurs étiologiques d'asthme sont une rareté. — Dans deux cas, j'ai vu l'asthme coïncider avec la paralysie de la corde vocale gauche, de nature indéterminée (1). Y avait-il simple coïncidence, ou relation de cause à effet, ou les deux affections relevaient-elles de la même causalité obscure ?

La *trachéite aiguë*, le rhume banal, amène fréquemment des accès. Les asthmatiques en font tous les jours la fâcheuse expérience.

La *bronchite aiguë* provoque l'accès au même titre que la trachéite et pour la même raison. Chaque segment de l'arbre respiratoire, nous le savons, peut être une zone asthmogène, zone d'hyperesthésie et d'hyperréflectivité qui se paroxyse sous l'influence de la congestion et déchaîne à son tour le paroxysme pneumo-bulbaire. Toutefois on doit faire ici la même remarque que pour le coryza ; il faut se garder de prendre une bronchite « causale » pour une bronchite « causée », déjà asthmatique. Une bronchite simplement et discrètement sibilante peut être une manifestation spontanée, atypique de l'asthme. Enfin, sans accès antérieurs, sans tare asthmatique personnelle, on peut entrer dans l'asthme d'emblée par de la bronchite aiguë dont la nature doit se différencier

(1) Dans ces deux cas, il s'agissait bien « d'asthme », et non de dyspnée laryngienne.

des bronchites banales (1). — La *bronchite chronique*, comme facteur étiologique, ne se sépare point de l'emphysème ou de la tuberculose pulmonaire.

L'adénopathie bronchique est une cause fréquente d'asthme, surtout chez les enfants. Je l'ai déjà signalée dans la coqueluche et la rougeole ; on la rencontre dans la syphilis et on sait qu'elle est fréquemment de nature tuberculeuse (2). Massive ou discrète et sans tenir compte du rôle joué par la cause première infectieuse, l'adénopathie agit par compression ou irritation du pneumogastrique, compression ou irritation variables suivant le stade évolutif. Il faut pour produire le spasme une irritation modérée ou intermittente du nerf ; de grosses lésions, trop longuement compressives ou destructives, ne le produisent plus. Comby remarque que chez beaucoup d'enfants autopsiés présentant d'énormes ganglions caséeux on ne relève pas l'asthme dans les antécédents connus. On pourrait d'autre part concevoir un autre mécanisme pathogénétique. D. Bercard, Vulpian établissent que la section du pneumogastrique amène des lésions d'emphysème chez les animaux. On peut se demander si la compression prolongée du nerf ne serait pas capable d'amener des troubles trophiques alvéolaires, d'ordre emphysémateux, d'où anoxhémie possible. Cette anoxhémie est encore mieux réalisée par la compres-

(1) Moncorgé. La bronchite asthmatique sans asthme. *Lyon Médical*, 1898.

(2) La toux coqueluchoïde chez les enfants asthmatiques n'est pas rare. Elle est sans doute d'origine adénopathique.

sion massive des gros canaux respiratoires qu'on observe quelquefois (1).

Pour certains auteurs, l'adénopathie trachéo-bronchique serait cause de l'asthme de Kopp ou de Millar. D'autres incriminent *l'hypertrophie du thymus*. L'asthme thymique, autrefois classique, a été battu en brèche, nié par l'école moderne. Le rôle du thymus dans l'asthme du nouveau-né est interprété de deux façons différentes ; les uns avec Virchow, Bencke admettent que la dyspnée est sous la dépendance de l'hypertrophie du thymus qui comprime les organes du médiastin antérieur ; les autres estiment avec Kundrat, Paltauf, que la dyspnée et l'hypertrophie glandulaire relèvent d'une seule et même cause encore mal connue, — intoxication par altération d'une sécrétion interne (?) — mais qu'il n'y a pas relation de cause à effet entre les deux ordres de symptômes, les deux lésions pouvant exister l'une sans l'autre. Marfan opte pour la théorie thymique, et Ehrhardt (de Kœigsberg) a publié un cas d'asthme chez un enfant de deux ans guéri par l'extirpation du thymus. Eterlen de son côté a observé un cas d'asthme et d'épilepsie combinés dus vraisemblablement à un goitre (2).

L'emphysème causé si souvent par l'asthme peut le provoquer à son tour. « On regarde habituellement l'emphysème comme la conséquence de l'asthme, écrit Gallois, la réciproque est aussi vraie », opinion

(1) Voir A. Jacques : Les Adénopathies pulmonaires, *Thèse de Lyon*, 1905, et Piéry, *Lyon Médical*, 1906.
(2) *Lyon Médical*, 1906.

défendable en certains cas spéciaux. Dans l'emphysème chronique infantile on a parfois des accès d'asthme nocturne, souvent très violents, et qui peuvent simuler une attaque de croup, comme dans un cas de Grancher (Guillemot) (1).

La tendance actuelle des pathologistes est de rejeter l'emphysème comme lésion primitive, essentielle. Pour eux, l'emphysème constitutionnel n'existerait plus et serait la plupart du temps fonction de tuberculose. Bard, en 1879, étudie les rapports de la phtisie fibreuse avec l'emphysème pulmonaire, et, revenant plus tard sur la question, il la précise dans les « Formes cliniques de la tuberculose pulmonaire ». Tripier et Bériel signalent les grands îlots emphysémateux dans la *sclérose pulmonaire discrète d'origine tuberculeuse* (2). L'examen radiologique ou radioscopique de plusieurs centaines d'emphysémateux révèle presque toujours à Béclère les signes d'une tuberculose ancienne, sous forme d'induration des sommets et d'adénopathie péri-bronchique ou médiastine. J'ai observé quelques cas où un vaste emphysème masquait complètement d'assez grosses cavernes « muettes » qui ne se révélaient que par intervalles et dont les signes d'auscultation disparaissaient ensuite.

Fonction ou non d'une tuberculose ancienne, éteinte ou sommeillante, l'emphysème, surtout quand il est très accusé, provoque l'accès nocturne par le moyen de l'anoxhémie, — insuffisance d'O et excès de CO^2 ; — d'autres fois, dans l'asthme diurne, c'est par le

(1) In *Traité des maladies de l'Enfance.*
(2) *Thèse de Lyon*, 1905, Bériel.

mécanisme de l'effort. En s'éveillant, mettant pied à terre, un emphysémateux peut avoir un accès ; c'est une dyspnée d'effort asthmoïde. Au reste, en dehors de l'emphysème, tout effort un peu vif, ou simplement disproportionné, peut être agent causal : course, ascension, gymnastique, équitation, canotage, danse, etc., etc. (1). Et, puisque s'ouvre une incidente à propos de l'effort, il faut y comprendre le rire et la toux. Le *rire*, qui peut provoquer indifféremment le hoquet, le vertige ou l'ictus laryngé, déchaîne l'accès d'asthme par expiration forcée et propagation réflexe du spasme diaphragmatique aux autres muscles respiratoires, suivant la loi de Pflüger ; l'accès est sibilant ou dyspnéique, léger ou violent, court (quelques minutes) ou durant une demi-heure, trois quarts d'heure (2). Même mécanisme pour la *toux*, qu'elle soit spontanée, ou provoquée par un corps étranger. J'ai observé des accès violents chez des asthmatiques qui, pendant le repas, avalaient de travers.

L'asthme peut être occasionné par la *pneumonie*, la *broncho-pneumonie*, les *congestions pulmonaires* de toute nature, en réalité par tout ce qui est capable de laisser une « séquelle », un reliquat d'auscultation, car c'est surtout à partir de la convalescence que se manifeste le pouvoir causal, — déterminant, ce qui est rare, ou occasionnel, — de ces diverses affections ; c'est l'épine locale irritative, agissant par réflexe ou

(1) D'autres fois un effort modéré peut enrayer de petits accès au début (bicyclette, tennis).

(2) Le rire dyspnéique peut être un prodrome éloigné de l'asthme : (Trois prodromes éloignés de l'asthme. Moncorgé, in *Loire médicale*, 1895).

par trouble vaso-moteur à distance. Dans leur période aiguë elles jouent d'habitude un rôle bienfaisant, apportant une trêve à l'affection convulsive ; chez un de mes malades, une pneumonie soulagea pendant trois semaines un état de mal asthmatique, intense et continu, contre lequel toute médication antérieure avait échoué. Il y a toutefois des exceptions ; une de mes malades, en pleine broncho-pneumonie, avec 40° et délire, eut un accès d'asthme type, à deux heures du matin (1).

Parmi les affections pulmonaires asthmogènes nous avons à étudier surtout la tuberculose.

Tuberculose pulmonaire. — Les relations de l'asthme et de la tuberculose pulmonaire ont eu des fortunes diverses qu'on peut, avec Epchtein, diviser en trois périodes (2).

a) *Première Période.* — La dyspnée convulsive, périodique, l'asthme convulsif, est séparée des dyspnées permanentes. Rostan décrit l'asthme aortique, Louis l'asthme emphysémateux, Beau celui des catarrheux. On ne trouve alors que des asthmes symptomatiques d'une lésion matérielle. Laënnec, à ce moment, établit, l'autonomie de l'asthme purement nerveux, *essentiel*, c'est-à-dire indépendant de toute lésion matérielle appréciable. Trousseau, Guéneau de Mussy, G. Sée, etc., etc., en étudient plus tard les diverses modalités.

b) *Deuxième Période.* — *Période d'antagonisme.* — Pidoux, Guéneau de Mussy surtout sont partisans de

(1) J'ai observé également l'asthme dans la broncho-lithiase.
(2) R. Epchtein. Asthme tuberculeux essentiel. *Thèse de Lyon.*

l'antagonisme entre l'asthme et la tuberculose. C'est la notion classique jusqu'à nos jours, l'antagonisme de doctrine. L'asthme est fonction d'arthritisme et l'arthritisme est incompatible avec la tuberculose, et celle-ci est encore antagoniste de l'emphysème, fonction d'asthme. Notons qu'à ce moment-là, on ne connaissait que la phtisie commune, laquelle, en effet, évolue mal chez un asthmatique ou sur un terrain emphysémateux. On connaissait peu les tuberculoses fibreuses, et pas du tout les tuberculoses atténuées dont se réclament aujourd'hui les partisans de l'identité asthmo-tuberculeuse. D'un antagonisme d'évolution, vraie cliniquement, on faisait un antagonisme de doctrine, de théorie discutable. D'autre part, si les notions cliniques sur « l'arthritique » étaient précises, la conception pathogénique de « l'arthritisme » était vague, si tant est qu'elle existât. Clarke, Spiers, Pierce, Brugelmann partagent les idées de Guéneau de Mussy, acceptant l'antagonisme doctrinal.

c) *Troisième Période.* — *Période de l'étiologie tuberculeuse de l'asthme.* — Un des premiers, Trousseau considère dans certains cas l'asthme et la tuberculose comme l'expression d'une même diathèse : « Des parents tuberculeux, dit-il, peuvent procréer des enfants asthmatiques, et réciproquement des asthmatiques peuvent donner naissance à des enfants tuberculeux. » G. Sée rapporte quelques observations démontrant que l'asthme est un des premiers symptômes de la tuberculose. Pour Pujade, la tuberculose peut ne se manifester que par de l'asthme(1). Bard décrit

(1) Pujade. *Thèse de Paris,* 1879.

l'asthme au nombre des manifestations de la tuberculose fibreuse (2). Aslanian étudie les accès de dyspnée au cours de la tuberculose (3). Schlemmer est partisan de l'asthme préluberculeux (4). Jacobsohn, cité par Percepied, chez une malade atteinte de bronchite spécifique qui avait des crises d'oppression tous les soirs, détermine des crises d'asthme extrêmement violentes par des injections de tuberculine.

Landouzy, le premier, pose nettement la question. Pour lui, l'asthme ne serait qu'une tuberculose à forme larvée. Il écrit dans *Sérothérapies :* « J'estime pour ma part que, très souvent, le plus souvent, la tuberculose se cache chez l'asthmatique, chez l'asthmatique réputé le plus franc. » Et ailleurs : « Les asthmatiques sont des tuberculeux localisateurs frustes, des névrosés pulmonaires asthmatiformes. » Et enfin : « Les asthmatiques vrais sont sujets à des accès de spasme respiratoire parce qu'ils ont une épine tuberculeuse, celle-ci conditionnant la névrose pulmonaire au même titre que telle lésion des fosses nasales. »

Certains auteurs ont épousé, ou à peu près, les idées de Landouzy. Piéry, dans une remarquable étude, conclut au rôle essentiel de la tuberculose dans l'asthme (5). Soca conclut à son rôle presque exclusive ; pour lui, asthme et tuberculose sont presque identiques (6). Reboul relate d'intéressantes observations

(2) L. Bard. *Loc. citato,* 1879.
(3) Aslanian. *Thèse de Paris,* 1883.
(4) Schlemmer. *Presse médicale,* 1896.
(5) Piéry. L'asthme tuberculeux. *Lyon médical,* 1906, et Thèse d'Epchtein.
(6) Soca. *Archives générales de médecine,* 1906.

d'asthme tuberculeux (1), et Roux se demande si le bacille de Koch, dans son polymorphisme, dans ses formes atténuées, n'a pas, *plus que tout autre bacille*, la tendance à produire l'asthme (2).

Entre ces deux théories absolues, antagonisme et identité, notons une opinion moyenne. L'asthme, par son catarrhe, son inflammation chronique, sa desquamation épithéliale, favoriserait l'envahissement bacillaire. Il n'y aurait ni antagonisme, ni identité, mais prédisposition par lésions locales, banales, inflammatoires. Ce serait l'opinion de Frankel, opinion très soutenable en certains cas.

Que penser de ces deux écoles contradictoires, antagonisme et identité ? La vérité est-elle avec la première ou avec la seconde, ou rejetant toute théorie absolue, peut-on et doit-on conclure à une doctrine intermédiaire ?

Tout d'abord on ne saurait admettre la distinction que l'on veut établir — et tout dernièrement Mosnier — entre certaines dyspnées paroxystiques et l'asthme des tuberculeux (3). Toute dyspnée paroxystique caractérisée par un élément *spasmodique* — tétanisme inspiratoire et bradypnée —, et un élément *vasosécrétoire*, doit être considérée comme un asthme, un asthme « vrai » quelle que soit son étiologie et quel que soit son mécanisme pathogénique. La proportion

(1) Rehoul. De l'asthme prétuberculeux. *Thèse de Montpellier*, 1901.

(2) Thèse citée.

(3) Dyspnée paroxystique dans la tuberculose. Mosnier (*Thèse de Montpellier*, 1906).

variable des deux éléments ne fait que modifier certains aspects cliniques.

Toute intoxication, toute infection, toute auto-into-xication, ai-je dit, peut conditionner l'asthme ; c'est la cause fondamentale première, la base nécessaire. La tuberculose étant une infection a droit à « son » asthme. Etant une infection fréquente, on peut l'admettre *à priori* comme une cause fréquente. N'étant pas l'infection unique, elle ne saurait être la cause unique de l'asthme.

La localisation même de la tuberculose augmente encore la fréquence qu'elle doit à son génie infectieux. L'action locale surajoutée à l'action générale aggrave le pouvoir d'asthmogenèse. « L'épine tuberculeuse prend une place prépondérante, ne serait-ce qu'à titre fixateur », dit Landouzy. Qui a le rôle prépondérant, l'épine locale ou l'infection ? Je penche pour l'infection. Nous voyons, en effet, de nombreuses épines tuberculeuses, le plus grand nombre même, ne point produire d'asthme, et nous savons que l'épine nasale n'est pas nécessaire pour provoquer l'asthme nasal. Et puisqu'on parle d'asthme nasal, puisque nous voyons le coryza périodique ou apériodique revêtir une forme broncho-spastique, en un mot *faire de l'asthme*, c'est déjà conclure que la tuberculose n'est pas l'agent indispensable ou exclusif de tout broncho-spasme ou de toute dyspnée sibilante (1) ; c'est dire qu'on peut et qu'on doit chercher ailleurs d'autres causalités, et c'est avant tout autre considération battre

____

(1) Sauf réserves à propos de certains cas d'asthme rhino-tuberculeux signalés plus haut.

en brèche la théorie de l'équation asthmo-tuberculeuse dans ce qu'elle a d'absolu.

Si la tuberculose envahissante a rétréci à juste titre l'immense domaine de l'ancien arthritisme, s'il est réellement des arthritiques tuberculeux, des *brady-tuberculeux*, on ne saurait prétendre sans exagération que tout arthritique soit tuberculeux, et j'ai établi plus haut sur quelles bases légitimes se fondait l'autonomie de l'arthritisme, dans son acceptation moderne. Tout état goutteux, migraineux, hépatique, rénal, etc., n'est pas forcément un état tuberculeux, et quand on voit certains sujets, — et c'est fréquent, — papillonner de l'asthme aux coliques hépatiques, aux coliques néphrétiques, pour revenir à l'asthme, et passer à la goutte, à la migraine, etc., on se demande à quel moment les asthmatiques seront ou ne seront pas tuberculeux.

Certains asthmatiques n'ont qu'un seul accès dans leur vie. Où sera la tuberculose ? D'autres en ont deux, trois, à dix, quinze, vingt ans d'intervalle, avec la plus belle santé du monde en dehors de ces incidents nocturnes, sans autres manifestations, avant et après, ni locales, ni générales. Là encore où sera la tuberculose ?

« Ils sont nombreux, dit Landouzy, les asthmatiques chez qui dans l'espace de quinze, vingt ans, j'ai pu trouver la trace palpable de tuberculose. » En quinze, vingt ans, un asthmatique peut subir la contagion, comme tout autre individu, et les congestions vaso-motrices, les bronchites asthmatiques répétées créent peut-être un terrain favorable à l'ensemencement, suivant l'opinion émise par Frankel. Mais, si certains cas peuvent être tenus immédiatement pour tuberculeux de par l'auscultation, si certains autres considérés simplement comme suspects finissent par apporter d'irréfutables preuves locales et générales, combien n'est-il pas d'asthmatiques, même à fréquents accès, chez lesquels il est impossible de poser un point d'interrogation pessimiste avec l'auscultation la plus minutieuse, la plus prévenue, et de surprendre quelque fléchissement de l'état général ! Et si l'auscultation reste muette, si l'analyse des crachats est négative (1), négative l'inoculation ainsi que la radioscopie, négative l'ophtalmo-réaction, comment admettre cliniquement la tuberculose ? Et, enfin, il y a des autopsies négatives (2).

L'épreuve de l'iodure de potassium est d'un critérium discutable, insuffisant, ou se retourne contre la théorie de l'équation asthmo-tuberculeuse. Chez les tuberculeux asthmatiques, d'après Landouzy, KI amène des phénomènes réactionnels locaux, de la congestion locale, avec râles fins (3). Mais combien est-il d'asthmatiques chez lesquels KI ne provoque rien, même à doses massives ! Il en est qui se « nourrissent » d'io-

<hr>

(1) Sachons toutefois, avec Epchtein, que la présence des bacilles de Koch ne peut être réclamée comme un signe obligatoire, car, règle générale, elle est épisodique, courte dans les — fibreuses. — Voir Piéry et Mandoul : « Variations morphologiques et numériques du bacille de Koch », in *Archives générales de médecine*, 1905.

(2) Entre autres, une de Gallavardin (Communication orale). Jeune homme de 22 ans, mort en état de mal asthmatique, avec topsie.
le diagnostic « d'asthme tuberculeux ». On ne trouve rien à l'autopsie.

(3) C'est vrai pour la phtisie commune, à tendance caséeuse ; en est-il de même pour la phtisie fibreuse ?

dure, de véritables ioduromanes — 1, 2, 3, grammes par jour, pendant des mois, des années, — et qui n'offrent point ces congestions locales. Enfin certains sujets conservent des foyers de râles post-paroxystiques ; ces foyers, une médication spécifique ou banalement anti-bronchitique les entretient, les éternise, et l'iodure les fait disparaître rapidement. Et, encore une fois, il y a lieu de se demander si ces congestions discrètes, d'auscultation sous-pleurale, loin d'être primitives et de « sentir » leur tuberculose ainsi qu'inclinent à le penser certains auteurs, ne sont pas le plus souvent secondaires, d'ordre purement fonctionnel, provoquées par l'excitation violente ou prolongée du plexus pulmonaire. L'expérimentation physiologique serait à entreprendre. *A priori* on peut risquer ces deux hypothèses : ou réaction vaso-motrice directe, *in situ*, — ou indirectement, grâce au réseau lymphatique, par propagation inflammatoire de la surface bronchique à la région pleurale ou sous-pleurale.

Toutes ces réserves faites, et ayant accordé à la tuberculose la part qui lui revient, comment comprendre son action dans la production de l'asthme ?... Il faut la comprendre de deux manières, générale et locale.

L'action générale s'exerce à toutes les périodes de la maladie. Elle s'exercerait surtout par méthode vaso-dilatatrice ; on sait que la tuberculine de Koch a un pouvoir vaso-dilatateur certain. Il est donc permis de conclure à la possibilité d'un *asthme tuberculineux*.

Localement, la tuberculose provoque l'asthme par présence directe du bacille, ou par vaso-dilatation produite par celui-ci ou par sa toxine. (Les nerfs vasculaires sont très abondants surtout au niveau des divisions bronchiques ; ils se terminent dans les parois des vaisseaux et sont fournis par le pneumogastrique et par le sympathique.) Elle le provoque encore, cas le plus fréquent, par processus scléreux irritatif ; il s'agit là d'une irritation de contact, d'une inflammation évolutive, d'une épine « vivante ». On peut donc avoir un trouble fonctionnel, une *névrose* du tronc nerveux, ou une *névrite* de ce tronc même ou des extrémités nerveuses du plexus pulmonaire. Névrose et névrite terminale sont les deux modes pathogéniques invoqués avec raison par Dumarest (de Hauteville), et ce n'est là qu'une application *in specie* de l'action locale des infections sur le système nerveux : « Le processus tuberculeux, écrit-il, joue le rôle de cause occasionnelle, exactement comme les odeurs ou certains phénomènes physiques extérieurs le jouent dans d'autres cas. Le mécanisme est le même : c'est l'excitation de terminaisons nerveuses. » Bard dit : « La sclérose envahit ou comprime les extrémités terminales des nerfs pulmonaires ; elle provoque, par réflexe ou par névrites ascendantes, des bronchorrhées, de la dyspnée, de *l'asthme symptomatique*. » Qu'il s'agisse des nerfs des conduits aurifères, fibres motrices qui aboutissent à la couche musculaire, ou des fibres sous-épithéliales qui viennent se terminer dans l'épithélium de l'alvéole même, qu'il s'agisse d'une excitation alvéolaire ou bronchiolique, il s'établit un « réflexe en navette », l'excitation revient au point de départ, produisant le syndrome réactionnel appelé asthme. — Rappelons enfin le rôle possible de l'adénopathie signalée plus haut (1).

L'asthme peut se manifester dans toutes les formes cliniques de la tuberculose. Il est rare dans la forme caséeuse, la phtisie commune, qui amène la fonte des éléments nerveux, rare dans les tuberculoses massives qui compriment et paralysent les troncs nerveux. Dans ces formes, il n'apparaît qu'au début, ou à titre d'épisode, et on s'explique pourquoi. Il est fréquent dans la forme congestive discrète, dans la forme fibreuse plus ou moins diffuse ; fréquent dans la forme pleurale, la pleurite sèche, la plèvre étant une vaste surface nerveuse dont l'inflammation excite les terminaisons des pneumogastriques. Ces dernières formes sont asthmogéniques par excellence ; englobant successivement, tiraillant les extrémités nerveuses, elles ont la plus grande action irritative. Et on retrouve, à ce propos, certaines lois réactionnelles communes aux poumons et à d'autres organes ; les lésions légères superficielles, simplement irritatives, sont plus propres aux réflexes à distance que les lésions profondes, graves, qui détruisent la conductibilité du nerf en détruisant ses éléments anatomiques.

L'asthme peut se rencontrer à toutes les périodes de la tuberculose. Il est parfois le premier symptôme révélateur de l'affection pulmonaire ; c'est ce qu'on appelle à tort, — et je partage le sentiment de Piéry, — l'asthme *prétuberculeux*, alors qu'il s'agit d'ores et déjà de tuberculose latente, décelable par une minu-

<hr>

(1) Voir plus loin l'action du foie chez les tuberculeux asthmatiques.

tieuse observation clinique. — Ou bien il complique une tuberculose manifeste ; c'est le plus grand nombre de cas. On trouve les signes du sommet plus ou moins étendus, des îlots de congestion sous-claviculaire, etc., etc., avec d'autres signes généraux indicateurs. (J'ai vu un cas de granulie, compliqué de plusieurs accès d'asthme, lesquels cédèrent au bout de quelques jours, quand il se fit un léger épanchement pleural). — Enfin l'asthme peut être *post-tuberculeux*, toute tuberculose éteinte, soit qu'ayant apparu dans le décours il continue pour son propre compte, soit qu'il se révèle à ce moment-là seulement. En pareil cas, c'est le reliquat de guérison, la lésion cicatricielle qui est l'élément irritant, l'épine « morte », si légère soit-elle ; ou encore la sclérose cicatricielle, avec emphysème d'étendue variable, rétrécit le champ respiratoire et provoque l'accès par le mécanisme anoxhémique exposé plus haut. Cette épine morte d'ailleurs peut succéder à toute autre affection pulmonaire non tuberculeuse : grippale, streptococcique, pneumococcique. J'ai observé l'asthme chez un malade qui fit de la pleurésie métapneumonique, avec pneumocoques, et, à la suite, de la fibrose résiduelle limitée de la base gauche.

Au reste, il ne faut pas croire que tout asthme apparaissant chez un tuberculeux soit forcément de nature tuberculeuse, et Piéry a eu raison dans son étude de parler « du diagnostic de la nature d'un asthme survenant chez un tuberculeux en évolution » ; ce diagnostic est très important pour la thérapeutique appropriée. On peut avoir un asthme nasal, toxi-alimentaire

(Brissaud, Mouisset), cardiaque, brightique, lesquels ne sont que des asthmes greffés, isolables de l'affection fondamentale. La cause première lointaine est la tuberculose, la cause immédiate réside dans un organe autre que le poumon. Parfois le diagnostic différentiel est des plus délicats, et on a affaire à un asthme mixte où les proportions de causalités s'apprécient avec une extrême difficulté.

En résumé, on doit conclure que la tuberculose pulmonaire est une cause d'asthme plus fréquente qu'on ne croyait autrefois ; Landouzy a eu le mérite de battre en brèche l'ancienne doctrine et d'en dénoncer la trompeuse sécurité. Mais la tuberculose ne joue pas le rôle essentiel, à plus forte raison exclusif que lui prêtent certains auteurs ; il convient d'être plus éclectique. D'autre part, s'il ne faut plus admettre l'ancien antagonisme doctrinal, il faut encore admettre, en règle générale, l'*antagonisme d'évolution*, non point en raison de la manifestation spasmodique elle-même, parce qu'elle est fonction d'une tuberculose fibreuse discrète, atténuée, laquelle évolue rarement vers la phtisie. Cet antagonisme cesse d'avoir un côté mystérieux ; il s'explique par le caractère de la lésion anatomique. Enfin, révélant habituellement un processus de sclérose, on peut dire que l'asthme est un signe pronostique rassurant dans la tuberculose, *quelle qu'en soit la forme clinique*.

§ V. — Système digestif

Par ses rapports étroits avec la nutrition normale ou déviée, par la fréquence et la vivacité de ses réflexes en général, et surtout par leur facile électivité respiratoire, le système digestif joue un rôle des plus importants dans la production de l'asthme.

Estomac. — Hénoch a constaté le premier l'asthme gastrique chez les enfants ; en ce qui concerne l'adulte il faut s'en référer surtout aux travaux de Huchard et de ses élèves. De nombreux auteurs allemands se sont également occupés de cette question. Silberman, Lauterbach, Oppler fournissent d'intéressantes observations d'asthme dyspeptique ; Boas, parmi de nombreux cas, relate une complication de spasme de l'œsophage. Récemment Mathieu, Percepied ont rapporté des faits de dyspnée asthmatique liée à un état gastrique défectueux ; et enfin, après d'autres publications antérieures, G. Leven vient d'étudier l'asthme gastrique sous ses aspects les plus divers et de conclure à certaines indications thérapeutiques séduisantes. Pour lui, la dyspepsie légère ou la dyspepsie grave peuvent engendrer l'asthme le plus pur, sans catarrhe, ou l'asthme compliqué de bronchite et d'emphysème, et il fait de l'estomac le pivot de l'action thérapeutique nécessaire.

Le mécanisme de l'asthme gastrique est variable. Il s'agit parfois d'une gêne mécanique limitant le jeu du diaphragme et provoquant son spasme : repas trop abondants, dilatation atonique, production exagérée de gaz. C'est l'asthme *flatulent*, *tympanique*, l'asthme de *pneumatose*, que soulagent les éructations. Bouchard signale chez les dilatés l'eczéma et la dyspnée à caractère asthmiforme. Legendre, Soupault relèvent des crises asthmoïdes dans la forme neurasthénique

des dilatations atoniques. Comby a rencontré de nombreux exemples d'asthme dyspeptique chez les enfants
atteints de dilatation stomacale.

D'autres cas, et ce sont les plus nombreux, relèvent
d'une action réflexe. Le réflexe peut être *direct*, —
Kuss admet que des irritations gastriques provoquent
une excitation du centre respiratoire — ; il peut être
indirect : gastro-pneumique, gastro-cardiaque, rhino-
gastrique. Les deux premiers ont été étudiés par
Potain, Teissier, Barié. Celui-ci distingue une forme
cardio-pulmonaire avec troubles respiratoires variant
depuis la dyspnée la plus légère jusqu'à la suffocation;
l'obstacle réside dans le système circulatoire intra-
pulmonaire par contractilité exagérée des capillaires,
le cœur droit se dilate, l'hématose est troublée, l'asphyxie excite le centre bulbaire. Dans le cas de réflexe
rhino-gastrique, l'asthme peut se résumer en simples
manifestations nasales, — éternuements en séries —
ou bien le nez devient, secondairement le point de
départ d'un nouveau réflexe, rhino-pulmonaire classique. Il s'établit alors dans la muqueuse nasale ou
naso-pharyngienne une vaso-dilatation aiguë, ou
subaiguë, ou chronique, dont il importe de ne point
méconnaître la genèse quand on veut instituer la médication pathogénique de certains accidents asthmatiques. En pareils cas l'erreur est facile sur la cause
première. Bayer a attiré l'attention sur les faits de ce
genre.

Enfin le moyen pathogénique de l'asthme gastrique
peut être d'ordre *toxique*, et j'ai déjà signalé les faits
et la théorie de Devic et Bouveret ; il est probable

même que le plus souvent le moyen est mixte, *toxi-réflexe*. J'ai vu chez des enfants arthritiques, habituellement trop bien nourris, et se succédant avec une certaine régularité, de l'asthme moyen à forme type, de la migraine moyenne, un peu d'embarras gastrique avec un peu de fièvre, en un mot de tout un peu. Ce sont des cas typiques d'auto-infection avec phénomènes réflexes variés, du côté du trijumeau ou du centre pneumo-bulbaire.

Du spasme diaphragmatique provoqué par une gêne mécanique, rapprochons certains faits de spasme idio-pathique, spontané, comme on peut en observer chez les hystériques par exemple. J'en ai observé cinq cas typiques. Le point de départ est diaphragmatique ainsi que le point d'arrivée, ceci aggravant cela ; c'est un réflexe en navette. L'arc asthmatique est complet.

Foie. — Le foie joue un rôle essentiel dans le bilan de l'assimilation et de la désassimilation et un rôle capital dans la défense de l'organisme. J'ai déjà signalé son importance dans l'élaboration de la diathèse arthritique, et son importance non moins grande dans les infections et les auto-intoxications ; et l'infection ou l'intoxication étant, à mon sens, à la base de tout état asthmatique, c'est reconnaître *à priori* la part prépondérante que prend, indirectement, la viciation fonctionnelle de cet organe dans la production de l'asthme. Sans avoir à approfondir l'action du foie sur la nutrition en général et sur la qualité du milieu humoral, et restant dans l'unique domaine anatomique et physiologique du tractus digestif, la toxine alimentaire, pour produire l'asthme, a besoin non seulement de l'adultération des fonctions stomacales mais aussi de l'insuffisance hépatique, relative ou radicale, d'un « hypo-hépatisme ». Les expériences de Paulow et Masson montrent que l'alimentation carnée peut déterminer de la dyspnée quand les fonctions du foie ont été diminuées ou annihilées ; et on sait, en effet, combien les poisons de la viande sont dyspnéisants (Maas, Picard). Cette dyspnée peut être incoordonnée, mais elle peut être aussi systématisée, asthmoïde ou franchement asthmatique.

Mais en dehors de son rôle indirect général, le foie joue encore un rôle direct, local, au même titre que tout autre organe sensible.

On peut rencontrer chez certains asthmatiques l'hypertrophie totale du foie (Bouchard) ; il s'agit le plus souvent de sujets d'apparence robuste, gros mangeurs, plus ou moins entachés d'alcoolisme avéré ou insidieux. En pareils cas la pathogénie est des plus complexes, et il importe naturellement de ne point confondre, chez les asthmatiques, ces gros foies *primitifs* avec de gros foies *secondaires*, congestionnés, hypertrophiés par des asystolies ou hyposystolies répétées dues à des crises violentes, longues et subintrantes.

D'autres fois, l'hypertrophie au lieu d'être totale est partielle, lobaire. Elle affecte le lobe moyen et surtout le *lobe gauche*. Le plus souvent ce n'est pas une véritable hypertrophie, mais une congestion moyenne ou légère, parfois difficilement appréciable cliniquement, et cette congestion lobaire est douloureuse. La douleur peut être spontanée, tantôt assez vive, — ce qui est rare d'ailleurs, — avec les allures frustes d'une névralgie intercostale droite, tantôt sourde ; le malade éprouve une gène anormale, *sent* son foie. Dans la majorité des cas, cette douleur a besoin d'être recherchée, provoquée ; la percussion, la palpation ou le procédé « du pouce » de Glénard révèlent une surface plus ou moins sensible, avec irradiations possibles vers les courbures de l'estomac. Elle peut siéger aussi sur la vésicule biliaire et s'accompagner sinon d'ictère, du moins de teinte subictérique à localisation parfois anormale (1).

Pour Gilbert et Villaret cette congestion hépatalgique serait le premier degré du « syndrome d'hypertension sus-hépatique » ; la gène pulmonaire retentit sur le parenchyme hépatique, le congestionne, et cette congestion provoque la douleur par écrasement des trabécules, dissociation des éléments, ou simplement par irritation des terminaisons nerveuses. Pour eux donc la congestion hépatalgique est un phénomène passif, cardio-pulmonaire ; le poumon commence, le foie suit ; l'asthme commande l'hépatalgie. J'estime au contraire, dans ces cas spéciaux concernant des sujets jeunes avec muscle cardiaque intact, système artériel normal, avec emphysème limité, toutes conditions anatomo-physiologiques défavorables pour faire des accidents pré-asystoliques, j'estime qu'on doit for-

(1) Asthme et hépatalgie. Moncorgé. *Lyon médical*, 1907. — J'ai rencontré cette hépatalgie très fréquemment chez mes malades, elle s'atténue vers le dixième, douzième jour de la saison thermale, pour disparaître habituellement vers le dix-huitième ou vingtième jour.

muler la proposition inverse : *le foie commence, le poumon suit ;* la congestion hépatique commande l'asthme. En d'autres termes, il s'agit en l'espèce d'asthme symptomatique, de pathogénie hépatique, d'un réflexe « hépato-pulmonaire ». Qu'il soit question de congestions lobaires ou de lithiase, le foie se transforme en zone asthmogène, en tout ou en partie, dans son parenchyme ou dans son appareil biliaire, et un réflexe s'établit dans le domaine du pneumogastrique ou du sympathique, nerfs communs aux deux organes. On sait, d'après les expériences d'Arloing et Morel, que des excitations portées sur le foie, en particulier sur les voies biliaires et la vésicule, impressionnent le poumon par vaso-constriction des artérioles et des capillaires. Chronologiquement, l'asthme semble être le premier en date ; il n'en est rien, ce n'est qu'une apparence. Le bruyant drame pulmonaire, qui n'est pourtant qu'un effet réflexe, masque la cause hépatique habituellement obscure, sourde, et qui a besoin d'être cherchée, dépistée. Elle a passé, elle passe inaperçue ; on méconnaît sa priorité. Ce qui contribue à induire en erreur, c'est la disproportion flagrante entre la cause et l'effet ; mais une loi clinique bien connue nous apprend que ce sont les affections viscérales les plus légères, les plus bénignes, qui provoquent les plus grands réflexes à distance. Cette congestion hépatalgique n'est donc point secondaire, *passive,* elle est primitive, *active.* Au reste, les malades de cette catégorie ont presque toujours une histoire hépatique manifeste, héréditaire ou personnelle ; de près ou de loin ils appartiennent à la famille biliaire. Enfin, il n'est pas jusqu'à la prédilection plus marquée de l'asthme pour le poumon droit — début plus précoce, disparition plus lente, plus grande abondance ou plus grande mucisalité des râles de ce côté — qui ne trahisse en tels une causalité plus voisine et une pathogénie plus spéciale.

Les faits de ce genre que *j'ai été le premier à signaler*, et que d'autres auteurs ont étudiés depuis (1), sont nombreux, très nombreux ; ils sont légion, et il y a lieu d'attirer l'attention sur cette fréquence.

Voici les diverses formes d'hépatalgie observables :

1° Sensibilité *totale* du foie, qui s'accompagne presque toujours de congestion ou d'hypertrophie notable de l'organe (Forme rare).

2° Sensibilité du lobe *droit* (Forme rare).

3° Sensibilité de la région *vésiculaire* (Forme assez fréquente).

4° Sensibilité du lobe *gauche* (Forme fréquente, la plus fréquente) (1).

J'appelle tout spécialement l'attention sur cette dernière forme, qui est la forme-type. Elle est, je le répète, la plus fréquente, et celle qui risque le plus souvent de passer inaperçue, quand on ne la cherche pas systématiquement. La douleur, ou mieux la *sensibilité*, siège dans la partie la plus élevée de l'hypocondre gauche ; elle est *superficielle*, une pression légère l'éveille surtout pendant l'inspiration (2). Et

(1) Delthil, Sedillot, Cantonnet, etc.

(1) Un type asthmatique hépato-pulmonaire (*Journal de médecine interne*, février 1911).

(2) Cette hépatalgie se décèle aussi bien chez les enfants. L'asthme avec hépatisme « affirmé » est plus fréquent qu'on ne croit chez les enfants.

alors, après examen, le malade s'étonne d'une douleur dont il n'a jamais pris conscience, ou nous révèle qu'il a parfois des douleurs au « creux de l'estomac ».

D'où vient cette sensibilité lobaire gauche ?... On admet que le foie gauche serait plus spécialement en rapport avec l'estomac, la rate, et la plus grande partie du gros intestin (accouplement gastro-spleno-hépatique : Glénard et Siraud, Sérégé, Grandmaison). Peut-être subit-il le contre-coup de certains troubles gastriques (signalés parfois dans l'asthme par Leven), ou de troubles intestinaux. Ce serait une étape.

A côté de ces asthmo-hépatalgiques *patents*, — soit que la douleur se soit offerte d'elle-même, soit qu'on l'ait dépistée — il faut ranger les asthmo-hépatiques *latents*, sans douleur ni sensibilité, mais avec migraine type, ou avec vomissements biliaires périodiques ou apériodiques. La forme clinique diffère un peu ; le *primum movens* est le même.

Encore une fois, ces malades ont, règle générale, des antécédents hépatiques héréditaires, directs ou collatéraux, ou des antécédents personnels (congestion du foie, cholélithiase, ou jaunisse dans l'enfance ou la jeunesse). Ce sont le plus souvent des maigres à visage mat, avec hépatides, teinte subictérique, sclérotique jaunâtre, striée de rouge. Plus rarement ce sont des gros, des *forts*, à la face couperosée.

Or chez ces asthmo-hépatiques, il en est d'indemnes de tuberculose, mais il en est d'autres qui ont été touchés par le bacille de Koch (1). On trouve à un

____

(1) Voir « asthme et sclérose-pulmonaire », par Drs Bezançon et de Jong (*Presse médicale* 920).

sommet — (droit, le plus souvent) — des traces de fibro-sclérose, reliquat d'une tuberculose ancienne, atténuée, abortive et le malade nous révèle qu'à un moment donné il a eu de la bronchite, de la fièvre, un peu d'amaigrissement, parfois de légères hémoptysies, et que tout a fini par s'arranger. Cette forme clinique, — *sommet droit, foie gauche* — que j'appellerais volontiers forme « en diagonale », est fréquente. Elle est des plus intéressantes à connaître, car elle guérit toujours sous l'action d'une thérapeutique rationnelle.

Que faut-il conclure chez les asthmo-hépatiques tuberculeux, ou anciens tuberculeux ? Y a-t-il indépendance, simple coïncidence, ou doit-on admettre que la tuberculose a pu « impressionner » le foie ? Je n'ai aucune répugnance à l'admettre ; la toxine tuberculeuse peut impressionner le foie, comme toute toxine infectieuse, et j'estime que cette légère imprégnation hépatique par la tuberculose est plus fréquente qu'on ne croit (1).

L'asthme, dans les cas qui nous occupent, trahit donc l' « inquiétude » du foie, quelle que soit la cause de cette inquiétude. Il trahit le plus souvent les troubles fonctionnels de début, ce qu'on pourrait appeler les « petits états hépatiques », car, en règle générale,

(1) Dans les cas de ce genre, et contrairement à l'opinion de Carton, j'admets que le poumon commence (tuberculose atténuée du sommet) et que le foie suit. Et le foie irrité par la toxine tuberculeuse dans son parenchyme, dans ses conduits biliaires ou dans la vésicule, commande l'acte asthmatique. Là encore il s'agit d'un réflexe en navette. La distension hyposystolique de l'oreillette droite ne fait que greffer son opacité respiratoire sur une sclérose préexistante.

Piéry vient d'appeler l'attention sur la fréquence de l'insuffisance de la fonction proteopexique du foie au cours de la tuberculose pulmonaire (*Bulletin de la Société de Thérapeutique*, 1922).

au fur et à mesure que le trouble s'accuse et se carac-
térise plus nettement, que l'affection grandit sur place,
franchissant l'étape fonctionnelle pour l'étape quasi
organique, le réflexe tend à diminuer ou à disparaître.

Il est classique d'observer l'association de la cholélithiase et de l'asthme, association qui se montre à
plus ou moins longue échéance. Que les deux affections
soient très éloignées, ou non, l'une de l'autre dans la
vie du malade, il faut admettre leur mutuelle dépendance. Il arrive que la colique hépatique suive l'asthme
de quelques mois, de quelques semaines, de quelques
jours ; j'ai vu, pour ma part, la colique hépatique terminer parfois et « guérir » brusquement une crise
d'asthme. Là encore, derrière la succession clinique
apparente, il y a *précession* du trouble hépatique, de
l'affection biliaire. Cette affection biliaire est latente,
une investigation méthodique la décèle, et à défaut de
signes cliniques nets, la connaissance des antécédents
héréditaires ou personnels la fait prévoir et, sous
réserves, annoncer. Parfois j'ai pu, me basant sur la
congestion vésiculaire et sur l'intensité croissante de
la douleur, prédire la fin de l'explosion pulmonaire
et le début de l'explosion hépatique, et l'évènement me
donnait raison. D'ailleurs, qu'il s'agisse de foie, d'estomac ou d'intestin, à mesure que la maladie se carac-
térise, se *localise*, les réflexes périphériques tendent à
diminuer ou à disparaître, et il semble qu'on puisse
formuler de la façon suivante cette loi clinique anti-
thétique : *à localisation minima réflexe périphérique*

maximum, à localisation maxima réflexe périphérique minimum (1).

En ce qui concerne le foie, voici le mécanisme pathogénique général que l'on peut proposer. Une affection du parenchyme ou de l'appareil biliaire commence ; l'irritation première des terminaisons nerveuses se traduit par une réaction vive, par un violent réflexe asthmo-pulmonaire. Après un temps variable, l'asthme décroît ou cesse, peut-être par épuisement simple, la cellule nerveuse ou un système de cellules nerveuses ne pouvant fournir indéfiniment une réaction maxima; ou bien la congestion et l'hypertrophie continuant à comprimer, à étouffer l'appareil nerveux, la conductibilité diminue, disparaît progressivement, et s'obstrue, pour ainsi dire, la voie réflexe. Que la congestion diminue, disparaisse à son tour, les terminaisons nerveuses retrouvent leur intégrité physiologique, la conductibilité se rétablit, le réflexe, l'asthme par conséquent, réapparaît. Et ainsi de suite, d'après un cycle plus ou moins bien défini, plus ou moins régulier, réparti sur une durée plus ou moins longue. C'est la seule façon rationnelle, semble-t-il, de comprendre et d'expliquer certains retours périodiques d'accès asthmatiques, certaines alternances quasi-fatales entre

(1) Asthme et Hépatalgie. *Loco citato.* J'ai eu l'occasion d'observer quelquefois l'évolution *simultanée* d'une colique hépatique et d'une crise d'asthme, qu'on aurait pu en l'espèce, et par comparaison, qualifier de « colique pulmonaire ». Quand le paroxysme hépatique était à son maximum, l'accès d'asthme était à son minimum, et inversement. Image en raccourci, violente, de l'évolution balancée qui se produit dans le temps, chez les asthmo-hépatiques, évolution qui est elle-même une autre image, « au ralenti ». Dans les cas de ce double paroxysme, colique hépatique et accès d'asthme ont été immédiatement « guéris » par l'expulsion de calculs.

les crises pulmonaires et les crises hépatiques, celles-ci terminant *logiquement* et guérissant celles-là (1).

Comme pour l'estomac, le mécanisme de l'action réflexe du foie peut se décomposer : hépato-bulbaire direct, hépato-pulmonaire ou cardio-pulmonaire hépato-nasal. Certaines sternuations paroxystiques sont d'origine hépatique.

Les asthmatiques peuvent être des hémorroïdaires, et on a noté parfois une certaine alternance entre l'asthme et les hémorroïdes. Là encore il s'agit vraisemblablement d'un mécanisme hépatique. Les hémorroïdes accusent une hypertension portale; non fluentes, le foie se congestionne et déchaîne le réflexe pulmonaire ; fluentes, elles diminuent ou suppriment ce réflexe par décongestion du parenchyme hépatique. Cet enchaînement conduit logiquement à une indication thérapeutique très nette, au rappel du flux hémorroïdaire.

D'un foie congestionné, avec ou sans hépatalgie, ou d'un foie sensible, avec ou sans congestion cliniquement appréciable, donc foie pathologique, anormal, on peut préjuger *a priori* une certaine déficience physiologique. L'organe est au-dessous de sa tâche, il est « insuffisant » dans une ou plusieurs de ses fonctions (glycogénique, antitoxique, biliaire, thermique, uricolytique, sanguine, fonction d'élaboration des graisses, d'élaboration azotée, fonction protéopexique), « petite

(1) Règle générale, les asthmatiques font après leur première cure du Mont-Dore une « réaction » post-thermale, sous forme d'accès plus ou moins vifs, plus ou moins longs. Je l'ai vue s'opérer parfois sous forme de colique hépatique, avec ou sans ictère.

insuffisance » plus ou moins latente, ou insuffisance
assez marquée. J'ai déjà dit que l'insuffisance fonctionnelle du foie désarme l'organisme contre les
toxines *dyspnéisantes* de l'alimentation carnée, comme
l'ont démontré les expériences de Paulow. Cette notion
déjà ancienne est rajeunie, éclaircie quant à son mécanisme intime, par les récents travaux de Widal,
Abram, Brissaud, Iscovesco, sur la *fonction protéopexique* du foie. Un foie normal s'oppose (par fixation
ou par transformation) au passage dans la circulation
générale de matières albuminoïdes incomplètement
désintégrées par les sucs digestifs ; c'est une fonction
d'arrêt. Y a-t-il *insuffisance protéopexique*, la brusque
mise en contact de ces matières albuminoïdes, —
albumoses, peptones — de constitution colloïdale avec
les colloïdes du sérum provoque un déséquilibre vasculo-sanguin caractéristique : (*crise colloïdoclasique*).
Cette insuffisance protéopexique peut être mise en
évidence par l'*épreuve de l'hémoclasie digestive*, et
Galup vient de démontrer par cette épreuve que les 4/5
des asthmatiques présentent des signes d'insuffisance
hépatique (1). Il estime d'ailleurs, pour certaines raisons, que cette proportion, pourtant considérable, est
inférieure à la réalité ; je partage entièrement son
avis. Et, par parenthèse, il est assez curieux et d'intéressante présomption de vérité, que nous aboutissions
l'un et l'autre aux mêmes conclusions, aux mêmes
proportions, avec des moyens d'investigation complètement différents ; la méthode de laboratoire contrôle,

____

(1) Galup. Asthme et hémoclasie digestive (*Presse méaicale*,
1922) et voir *Annales d'hydrologie médicale* (année 1921-1922).

complète et confirme les données des anamnestiques et de l'exploration manuelle.

Le foie joue donc un rôle capital dans la « maladie asthmatique ». Il est le *pivot* de l'asthme ; d'autres causes pourtant importantes — endocriniennes par exemple — postulent par avance la cause hépatique ; elles se surajoutent à celle-ci. *Le foie d'abord, le reste ensuite.* D'ailleurs, tout ce que nous savons sur la fonction antitoxique de cet organe, sur sa fonction sanguine, sur son rôle dans la formation des éléments figurés du sang, sur son action dans la coagulation, — donc sur le plasma sanguin, — explique et justifie la souveraine importance du foie dans les phénomènes chimiques des infections, des intoxications, des auto-intoxications, aussi bien que dans les troubles physiques des crises vasculo-sanguines récemment étudiées par F. Widal et ses élèves. *Notions anciennes et notions nouvelles cadrent avec la doctrine hépatique* (1).

En résumé, on peut dire que les asthmatiques, sans nous occuper même de leur hérédité, *ont été, sont, ou seront des hépatiques,* c'est-à-dire ont fait, font, ou feront à un moment de leur vie, et sous une forme cliniquement accessible, la preuve de leur trouble hépatique. Trois hypothèses sont donc à envisager ; procédons schématiquement.

1° *Ils ont été hépatiques avant d'être asthmatiques :* coliques hépatiques, ictère de l'enfance, de la

(1) Ainsi Jean Oddo et Borie, dans la *Presse médicale,* 1921, signalent la disparition de l'hémoclasie digestive à la suite d'opothérapie hépatique (poudre de foie).

jeunesse, congestion du foie, vomissements biliaires périodiques ou apériodiques, migraines ;

2° *Ils sont actuellement asthmo-hépatiques :* hépatalgie avec ou sans congestion, teinte subictérique plus ou moins prononcée, hépatides diverses, migraines, hémorrhoïdes, vomissements biliaires, coliques hépatiques chevauchant sur l'asthme ;

3° *Ils seront des hépatiques :* a) Ils sont encore asthmatiques, et c'est après une période d'asthme plus ou moins longue qu'*émerge* enfin tel ou tel signe hépatique ;

b) L'asthme a cessé, depuis peu, depuis longtemps, et ce n'est qu'à ce moment que le foie entre en scène, demeuré jusque-là dans la coulisse.

L'asthme figure donc comme un syndrome, et souvent comme un prodrome hépatique ; il est, si je puis dire, le *héraut du foie* (1). Il dénonce le trouble de cet organe, même dans la phase latente la plus complète, ou telle en apparence, et j'ai observé récemment deux cas bien typiques et bien instructifs dans leur évolution. Deux femmes d'une quarantaine d'années, sans antécédents hépatiques héréditaires et personnels, sans phénomènes somatiques à la palpation et à la percussion au creux épigastrique, toutes fonctions normales par ailleurs, radicalement guéries de leur asthme dès leur première saison, vers le 15ᵉ jour de leur troisième saison — (elles avaient tenu à faire leur cure intégrale, soit trois saisons consécutives) — sont

(1) J'ai observé 8 cas d'asthme dû à une blessure du foie par arme de guerre (balle ou baïonnette).

prises assez brusquement de congestion du foie avec hépatalgie, et l'une avec ictère. Dans ces deux cas la doctrine hépatique semblait en défaut ; elle ne l'était pas en réalité. Il est à présumer d'ailleurs que l'épreuve de l'hémoclasie digestive pratiquée systématiquement eût décelé l'insuffisance protéopexique latente ; une méthode d'investigation plus délicate eût comblé le déficit des habituels moyens d'examen clinique.

Une question se pose tout naturellement ; pourquoi tous les hépatiques ne sont-ils pas asthmatiques ? Remarquons d'abord que le domaine de l'asthme est beaucoup plus vaste qu'on ne croit, avec ses deux grandes catégories pneumo-bulbaire et nasale, avec ses formes typiques, atypiques, frustes, larvées. D'autre part nous ne connaissons pas les lois d'élection individuelle, de limitation individuelle. Cliniquement, en règle générale, l'asthme ressortit aux « petits états hépatiques », à la *petite insuffisance*, mais celle-ci ne nous fournit par définition aucun renseignement sur le sens des réactions pathologiques, si grande est sa fréquence, la cellule hépatique étant éminemment fragile (*Noël Fiessinger*). Faut-il admettre une insuffisance d'une certaine topographie, d'une certaine qualité, de « vertu asthmogène » ? Faut-il chercher par ailleurs un élément surajouté déterminant, dans le système nerveux, dans le système organo-végétatif (sympathique), ou dans la vagotonie, l'hypervagotonie, constitutionelle ou acquise, comme le propose Lian. La cause *princeps* réside-t-elle dans la qualité de l'intoxication, du poison initial, capable de produire à la fois le trouble vasculo-sanguin et l'excitation du vague ? (1). Autant d'hypothèses, autant de problèmes. Il est vraisemblable que le syndrome-asthme, si banal en réalité puisqu'il se superpose à toute la pathologie, si simple et si *un* en apparence (du moins sous sa forme type) est une résultante due à l'opportune combinaison de causes diverses.

L'insuffisance protéopexique conditionne l'hémoclasie, mais l'importance de ce trouble vasculo-sanguin initial ne doit pas nous faire perdre de vue l'importance du trouble réflexe, hépato-pulmonaire, hépato-bulbaire. Il se passe pour le poumon ce qui se passe pour le cœur. Les grandes tachycardies, les grandes arythmies, les grands *affolements* du cœur ne sont pas d'origine cardiaque, ils sont d'ordre réflexe. *Les grands affolements du poumon sont également d'ordre réflexe.*

Enfin il est un dernier point sur lequel il convient d'appeler l'attention, et ce point est d'importance ; il s'agit des asthmo-hépatiques d'origine tuberculeuse. Les toxines tuberculeuses impressionnent le foie vraisemblablement par voie lymphatique. Il est de notion courante, solidement appuyée sur l'expérience clinique, que l'apparition de l'asthme au cours de la tuberculose est un phénomène heureux, une promesse d'évolution vers la fibro-sclérose, la cicatrisation. Or nous venons de dire que l'asthme est *fonction* du foie. De là à conclure que ces tuberculeux se sont guéris *par* leur foie, il n'y a qu'un pas, et nous sommes invités à le franchir. J'ai déjà écrit : « ...et peut-être y a-t-il

(1) Ce type est réalisé par la peptone dont on connaît le pouvoir colloïdoclasique, et qui serait un excitant chimique des terminaisons du vague (Martinet).

lieu de se demander si, *par mécanisme hépatique,*
par troubles pour ainsi dire heureux du métabolisme
humoral, il ne se crée pas un arthritisme favorable,
une « brady-tuberculose », etc. » (1). N'est-on pas
fondé à admettre dans ce cas une hypertrophie initiale,
une exaltation fonctionnelle de la cellule hépatique,
aboutissant au renforcement des moyens de défense de
l'organisme ? Que se passe-t-il exactement, quels processus chimiques, quelles réactions biologiques, quel
remaniement humoral profond ? Sans risquer d'hypothèses sur le détail de telles opérations intimes, bor-
nons-nous à nous demander, en fin de compte, si ces
auto-guéris ne pourraient pas servir à guérir les autres,
et si le sérum des asthmatiques de cette catégorie ne
serait pas apte à fournir quelque vaccin curatif de la
tuberculose. Simple vue de l'esprit évidemment, séduisante « en soi », de déduction et d'induction cliniques
semble-t-il logiques, mais qui appelle avant tout le
contrôle de l'expérimentation (1).

Intestin. — Lorsqu'on examine le creux épigastrique, région assez mal circonscrite d'ailleurs cliniquement, on peut provoquer une sensibilité ou une
douleur d'origine variable. Elle est gastrique, ou hépatique (lobaire ou vésiculaire) ; elle est diaphragmatique, causée chez les asthmatiques par les tiraillements
violents ou répétés des attaches du diaphragme et il
importe de ne point confondre cette douleur « seconde »
avec les points douloureux « primitifs », asthmogènes;
enfin elle peut se rapporter au plexus solaire irrité par
quelque affection intestinale (Leven).

(1) *Journal de médecine interne,* 1914.
(1) Des expériences vont entrer en cours.

L'intestin joue un rôle important dans la genèse de
la « maladie asthmatique » et dans la production de
l'accès. Huchard en a fait le pivot de sa théorie et de
la médication appropriée ; pour lui, l'asthme essentiel, nerveux, est le résultat d'une intoxication intestinale, théorie acceptable dans des limites données,
mais contestable dans sa généralisation absolue.

On a cité des cas d'asthme dans l'entéroptose, dans
l'atonie des parois intestinales qui se laissent distendre
par les gaz (asthme mécanique), dans la constipation,
la diarrhée, dans certains accidents dysentériformes (2).
L'asthme vermineux s'observe chez les enfants, et je
l'ai moi-même rencontré chez l'adulte, (6 cas avec
ténia). G. Lyon a étudié l'association de l'asthme avec
l'entéro-colite membraneuse ; j'en ai observé plusieurs
cas. Il y a parfois alternance avec les phénomènes
réflexes, cardiaques ou cardio-pulmonaires, de l'entéro-névrose. Le classique accès nocturne, dû habituellement à des causes multiples, peut être diminué et
parfois supprimé par la diminution ou la suppression
du repas du soir, c'est-à-dire en réduisant ou empêchant la digestion intestinale dont le maximum d'activité s'opère entre une heure et deux heures du matin.
Enfin j'ai vu quelques cas d'asthme ou d'angoisse
paroxystique vicariante cesser brusquement après une
selle abondante ou lientérique. Schlemmer en rapporte
aussi des exemples (1).

(2) On a cité des cas d'asthme dus à la coprostase.

(1) Delagenière rapporte 3 cas d'asthme dus à l'appendicite
chronique (in Thèse de Rocher, Paris 1912). Gutmann en a fourni
d'autres exemples (*Presse Médicale*, 1923).

L'action de l'intestin dans la production de l'asthme est double, générale et locale. L'action générale est lointaine, lente, accumulée au jour le jour ; elle prépare l'hyper-réflectivité totale de l'individu par l'intoxication et l'infection. J'ai déjà indiqué le rôle de l'intestin dans l'élaboration de l'intoxication arthritique et signalé, avec Pascault, la part importante de la stase cæcale. Quant à son rôle dans les infections et les auto-intoxications, déjà soupçonné par Charrin, il vient d'être mis en pleine lumière par H. Roger et par Falloise ; pour ce dernier la défense de l'organisme contre les poisons d'origine intestinale est assurée moins par le foie que par l'intestin lui-même. Une muqueuse saine neutralise le poison fécal, une lésion épithéliale de la muqueuse permet cet empoisonnement ; il arrive donc que la même effraction anatomique qui conditionne l'hyper-réflectivité générale conditionne également l'hyper-réflectivité locale, par irritation ou inflammation superficielle. Il s'agit là d'une action réflexe, ou même toxi-réflexe, locale ; cette action réflexe peut-être spontanée, ou provoquée par le bol alimentaire ou par un corps étranger, oxyure, ténia, etc., etc.

Le mécanisme centripète des réflexes intestinaux est obscur, leur existence clinique, leur intensité, leur variété sont des plus nettes. L'intestin est un carrefour de réflexes de tous ordres : cérébraux, bulbaires, cardiaques, pulmonaires, à forme symptomatique mentale, dyspnéique, angineuse ou anxieuse paroxystique, lypothimique, syncopale. Il n'est donc pas étonnant, à *priori*, d'y rencontrer la forme asthmatique. Expérimentalement, François Franck démontre que l'excitation des filets sensibles provenant de plusieurs viscères abdominaux, en particulier de l'intestin, et cheminant dans le pneumogastrique produit par voie réflexe une notable vaso-dilatation dans les organes d'où part l'irritation, ainsi que dans le rein, le foie. Il démontre encore que les excitations centripètes soutenues du pneumogastrique provoquent un réflexe inspiratoire initial, auquel se substitue une réaction expiratrice ; c'est, dans une large mesure, la reproduction du phénomène essentiel de l'asthme.

L'intestin aussi peut avoir sa répercussion nasale, sous forme excito-motrice ou sous forme excito-sécrétoire, par la mise en jeu indirecte du trijumeau ou par la mise en jeu directe du sympathique. Il s'établit un réflexe entéro-nasal qui se complète du réflexe rhino-intestinal, à point de départ inverse, sur lequel les curieuses observations de Bonnier viennent d'appeler l'attention.

Pour la clarté et la commodité de l'exposition j'ai étudié successivement les organes du système digestif, estomac, foie, intestin. Dans certains cas, l'action locale est nette, précise, facilement isolable ; mais souvent, le plus souvent même, il s'agit d'une action combinée, d'une association de réflexes, — gastro-hépatique, hépato-intestinal, etc., — dans laquelle il n'est ni possible, ni bien utile d'ailleurs, d'établir et de proportionner les responsabilités. Et quand il s'agit, d'autre part, d'un processus lent, continu, aboutissant à la constitution d'un état général, d'une diathèse, étant donné la solidarité organo-fonctionnelle de chaque segment, c'est le système digestif tout entier qui entre en jeu et qu'il faut accuser.

Et, pour finir ce paragraphe, signalons les faits de Brugelmann relatifs à l'asthme dentaire (1). Vassal vient d'observer un cas de coryza spasmodique apériodique guéri par l'avulsion d'un chicot de la mâchoire supérieure.

§ VI. — Système cardio-artériel

Le sang, grande route de tous les poisons, peut être considéré comme une vaste surface asthmogène. Asthmogène, il l'est indirectement par action profonde et si complexe sur la cellule et sur le système tissulaire. Il l'est directement, par action de son chimiste toxique ou de son chimisme gazeux sur le centre bulbaire ; on sait que la composition gazeuse du sang a une influence considérable sur les mouvement de la respiration ; l'action du sang asphyxique est localisée particulièrement dans les centres respiratoires, le défaut d'O inciterait de préférence les mouvements d'inspiration, et l'excès de CO_2 les mouvements d'expiration (Bernstein). Il l'est enfin par les variations d'équilibre de sa tension ou par les troubles organo-fonctionnels de l'appareil cardio-vasculaire.

La dyspnée paroxystique dans les cardiopathies, *l'asthme cardiaque*, est connue depuis longtemps, et les auteurs se sont évertués à établir le diagnostic différentiel entre l'asthme « essentiel » et cet asthme

(1) Chez les enfants asthmatiques chaque poussée dentaire, dans la première ou la seconde enfance, peut provoquer ces accès. J'en ai observé de fréquents exemples.

« symptomatique ». Il s'agit le plus souvent d'asthme fruste, ébauché, de phénomènes asthmoïdes ; parfois la physionomie en est assez caractéristique ; d'autres fois le type nocturne le plus pur, le plus classique, est réalisé.

Expérimentalement, les frères Weber ont démontré qu'une excitation partie de la région ventriculaire peut provoquer l'arrêt de la respiration, et F. Franck a établi que l'excitation de l'endocarde et de l'aorte amène le spasme des bronches et le spasme des vaisseaux pulmonaires qui sont les éléments essentiels de l'asthme réflexe. La constriction des vaisseaux pulmonaires oblige le cœur droit à un travail exagéré, le conduit à hypertrophie ou à dilatation et amène finalement, — par un autre mécanisme, — les mêmes accidents que l'emphysème, les accidents de l'hypo-hématose.

Au point de vue clinique, il n'est pas d'affection cardiaque où l'on n'ait pu noter la coexistence de l'asthme. Barton décrit les accès de dyspnée avec retours périodiques souvent nocturnes dans le rétrécissement mitral. J'en ai observé moi-même d'assez nombreux exemples ; la dyspnée est parfois assez violente. L'insuffisance mitrale m'a paru plus rarement asthmogène, quand elle est bien compensée. Mal compensée, nous rentrons dans cet *asthme myocardique*, où peuvent aboutir toutes les altérations secondaires du cœur gauche, toutes les altérations primitives du muscle cardiaque, son insuffisance latente ou modérée, ses défaillances subites, sa surcharge graisseuse provoquant l'ischémie. On peut avoir de petites crises d'asthme cardiaque, dues à l'asthénie circulatoire du sommeil, dépassant la mesure quand le myocarde est faible (Merklen). Ce sont des phénomènes d'hyposystolie.

L'asthme *cardio-aortique* est classique depuis les travaux de G. Sée, Trousseau, Potain. Un sujet accuse des accès de dyspnée, diurne ou nocturne ; on l'ausculte, et on trouve une maladie de Corrigan confirmée ou imminente. D'autres fois, il s'agit d'aortite chronique simple ou avec légère dilatation, se manifestant à l'auscultation par un deuxième bruit clangoreux, éclatant, ou par un claquement valvulaire «détimbré», sourd. Il peut y avoir, plus ou moins marqués, des signes douloureux d'aortisme. Dans cinq cas, j'ai observé la coexistence de l'asthme du type le plus pur avec un anévrisme net de l'aorte. D'autres fois encore, on est en présence d'une coronarite ou d'aorto-coronarite, avec asthme associé ou non à l'angine de poitrine, les deux affections relevant en pareil cas du même mécanisme pathogénique. Remarquons qu'il est des aorto-coronarites physiquement latentes, où l'asthme par conséquent reste sans base cardiaque cliniquement apparente.

C'est le plus souvent un processus général de sclérose artérielle, ou de sclérose polyviscérale, qui commande l'état lésionnel des gros ou des petits vaisseaux du cœur. A partir de cinquante ans, en effet, l'asthme peut être fonction d'artério-sclérose. La forme clinique en est variable, typique ou atypique et le mécanisme en est toujours très complexe. Doazan a bien étudié cet asthme des artério-scléreux.

Les asthmatiques de cette dernière catégorie sont habituellement des hypertendus, et Pal décrit la dyspnée paroxysmale par hypertension, l'une d'origine cardiaque, l'autre d'origine cérébrale. L'hypertension dans l'asthme constitue l'exception ; règle générale, les asthmatiques sont des hypotendus, c'est un point sur lequel j'ai appelé l'attention, en même temps que je formulais la « loi d'opposition » qui régit leur pression artérielle et leur réflectivité (1). Cet état d'hypotonie n'a rien qui doive surprendre, on pouvait le prévoir *à priori*. Les asthmatiques bacillaires ont une pression basse du fait de la tuberculose, et les asthmo-arthritiques ont une faible pression du fait de leur arthritisme même. Contrairement à certaine opinion reçue, l'arthritique a plus volontiers une pression artérielle au-dessous de la moyenne (Grandmaison), et cette hypotension relative dure autant que la phase active, vaso-congestive, de l'arthritisme ; plus tard seulement la pression gagne la normale, et avec la phase vaso-trophique, le stade de présclérose, s'élève peu à peu jusqu'à l'hypertension.

On doit répéter à propos des maladies du cœur la remarque faite à propos de la tuberculose. Tout asthme *chez* un cardiaque n'est pas forcément un asthme cardiaque et Huchard a eu raison de formuler quelques réserves et de proposer dans certains cas une autre pathogénie. On voit l'erreur d'une conclusion trop simpliste et la marche vers l'échec d'une médication en apparence rationnelle.

(1) Pression artérielle et réflexes rotuliens chez les asthmatiques. Loi d'opposition (*Lyon médical*, 1903).

§ VII. — Système génito-urinaire

Système urinaire. — L'étude de l'asthme par organe et système d'organes conduit un peu arbitrairement à isoler le rein du foie, du cœur et de l'appareil vasculaire. Il en va tout autrement dans la réalité clinique, et quand il s'agit de la constitution d'un état chronique, ou, en l'espèce, de l'élaboration d'un processus asthmogène, ces organes le plus souvent fonctionnent ensemble, s'altèrent et fléchissent ensemble, réagissent l'un sur l'autre, et sont liés par une étroite solidarité physio-pathologique. Suivant les cas, suivant l'électivité de la cause première, ce processus asthmogène est d'ordre *hépato-rénal* ou d'ordre *cardio-rénal*; d'autres fois, les trois organes sont sur le même plan lésionnel et réactionnel.

Les affections du foie, primitives ou secondaires aux troubles de l'absorption intestinale, agissent par contre-coup sur le débit urinaire (Villaret) et sur l'élément histologique du rein. Le rein est le grand émonctoire et l'organe principal de la régulation du sang; il est de toute nécessité que cet émonctoire fonctionne bien. S'il est au-dessous de sa tâche, le sang rejette dans les tissus l'excès de substances qui augmentent la composition moléculaire, notamment les chlorures, et ces chlorures, en tant que molécules encombrantes, favorisent la rétention d'autres substances toxiques et par elles l'empoisonnement de l'organisme. Or, l'émonctoire rénal est au-dessous de sa tâche quand il est atteint de congestions ou de néphrités, congestions et néphrites primitives ou secondaires, dans l'étude étiologique et anatomo-pathologique desquelles je n'ai pas à entrer.

Néphrites aiguës ou néphrites chroniques, quelle qu'en soit la cause, aboutissent à des modifications de la sécrétion urinaire portant sur la quantité d'urine, sur ses caractères physiques, chimiques, — (albumine, diminution de l'urée, de l'acide urique, des matières extractives), — histologiques, et sur la toxicité urinaire, laquelle est diminuée. Et, finalement, apparaît cette phénoménologie variable d'intoxication que l'on décrit sous le nom d'*urémie*.

Nombreuses sont les théories de l'urémie, théories anatomiques et théories chimiques, et je n'ai pas à discuter chacune d'elles ; elles n'ont d'ailleurs pour la plupart qu'un intérêt historique. Disons avec Bouchard que l'urémie est un empoisonnement complexe, auquel contribuent toutes les substances toxiques élaborées dans l'organisme, lorsque leur élimination devient défectueuse par suite de l'imperméabilité du filtre renal. Parmi ces poisons, les uns sont introduits dans l'organisme par l'alimentation, les autres proviennent de la désassimilation des tissus, des putréfactions intestinales ou des sécrétions, notamment de la sécrétion biliaire, riche en pigments toxiques (1).

L'urémie, étant intoxication, a droit à son «asthme», et depuis longtemps les auteurs ont étudié et décrit l'*athme urémique*, entre autres Lasègue, Rapp, Bartels. Cet asthme se présente sous deux aspects cliniques différents, relève de mécanismes différents suivant le cas, et réclame une thérapeutique différente.

(1) Collet. *Précis de pathologie interne.*

L'asthme urémique aigu se manifeste dans les néphrites aiguës ou à la période terminale de la néphrite chronique. C'est un ralentissement des mouvements respiratoires avec expiration longue et difficile, s'accompagnant de bouffées discrètes d'œdème pulmonaire, ou d'autres fois sans aucun signe stéthoscopique. On peut invoquer comme mécanisme pathogénique la diminution de la capacité respiratoire des globules sanguins, ou bien le spasme vasculaire de la circulation pulmonaire ou encore l'intoxication directe des centres respiratoires. Brault admet que l'intoxication urémique agit sur le système nerveux bulbospinal, provoquant une contraction tétanique des muscles bronchiques et du diaphragme, c'est-à-dire un spasme inspiratoire. Cette forme clinique n'est pas la plus fréquente, et pratiquement la plus intéressante.

La forme la plus fréquente et la plus intéressante est l'*asthme urémique chronique* qu'on rencontre à la période de début ou à la période d'état, du mal de Bright, surtout de la néphrite interstitielle. Au début, il peut prendre rang dans les « petits accidents » du brightisme si bien dépistés et mis en lumière par Dieulafoy ; c'est déjà, à ce moment, de « l'urémie mineure » de caractère dyspnéique. Les maladies rénales portent d'abord sur des appareils lointains, se manifestent par des accidents protéiformes. A son degré le plus léger, cet asthme brightique survient à l'occasion de la moindre fatigue ; puis l'aspect clinique précise et s'accentue. « Certains sujets ayant dépassé la quarantaine, dit Chauffard, arthritiques par leurs antécédents, souvent surmenés ou usés par la vie, sont pris peu à peu de dyspnée nocturne, d'abord légère et de peu de durée, puis plus intense, réveillant chaque nuit le malade ou l'empêchant de dormir. Si l'on ne pense pas à l'origine rénale de ces accidents, si l'on omet de rechercher la pléiade des petits signes du brightisme, si surtout on fait du traitement médicamenteux au lieu de recourir au seul moyen efficace, le régime lacté, les accidents s'aggravent. La nuit, les malades ont de véritables accès d'asthme. » Et, retenons bien ceci, cet asthme rénal simule absolument l'accès d'asthme « essentiel », le copie trait pour trait ; nous retrouvons là encore ces caractères cliniques d' « essentialité » que j'ai signalés à propos de l'asthme cardiaque (1).

La pathogénie de l'asthme dénonçant le début du mal de Bright relève de la présclérose, de l'intoxication « mineure » commençante, de réactions vaso-motrices et cardiaques intéresant surtout le ventricule gauche. Peut-être faut-il tenir compte des produits glandulaires spécifiques qui modifient la pression sanguine et agissent sur les centres vaso-moteurs. — L'asthme de la période d'état offre les mêmes caractères cliniques que l'asthme du début et se réclame sensiblement de la même pathogénie, aggravée comme sclérose, comme intoxications, hypertension et réactions cardiaques. C'est, en bloc, la physiopathologie complexe de l'artério-sclérose dont la sclérose du rein,

(1) J'ai vu l'asthme urémique disparaître brusquement et être remplacé par des convulsions type jacksonien. Dans un autre cas, sous mes yeux, la forme nettement asthmatique de la dyspnée a fait place tout d'un coup à du Cheyne-Stokes.

dans son appareil vasculaire et dans son parenchyme, n'est qu'une expression locale.

Ce n'est pas sans raison que certains brightiques ou certains artério-scléreux font de l'asthme ; à vrai dire ils en « refont », ce sont plus que des prédisposés, ce sont des récidivistes. J'ai vu des asthmo-arthritiques jeunes, hypotendus, guérir de leur affection, et plus tard, après une longue trêve, devenus préscléreux ou scléreux, et hypertendus, retrouver leur asthme. Chez ces éduqués bulbaires l'arthritisme de déchéance vaso-trophique aboutit au même résultat que l'arthritisme vaso-congestif. Ce sont deux intoxications, ou plus exactement c'est la même auto-intoxication provoquant, à deux périodes différentes, la même réflexo-ataxie bulbaire par des processus différents.

J'ai observé l'asthme chez de jeunes sujets atteints d'albuminerie post-scarlatineuse. Il s'agissait presque toujours d'héréditaires. Dans cinq cas, l'albumine s'amenda, disparut, et l'asthme persista après cette disparition. Je l'ai également observé dans l'albumi-nurie *orthostatique*. Enfin citons, — malgré qu'il s'agisse plus d'une maladie générale que d'une affection rénale — citons l'association de l'asthme et du *diabète*, 11 %, d'après Bouchard, asthme diabétique qui fut étudié par Hutinel, Huchard, etc.

L'asthme coexiste moins fréquemment avec la lithiase rénale qu'avec la lithiase biliaire ; cette association toutefois n'est pas chose rare, et elle se manifeste à des intervalles plus ou moins rapprochés. Quand la colique néphrétique suit l'asthme de très près, ce qui arrive parfois, on peut et on doit songer à la théorie de filiation proposée plus haut en parlant de la colique hépatique. Les éléments de production et de succession sont les mêmes, et là encore il s'agit d'un réflexe à distance qui s'atténue et disparaît avec la localisation « maxima » du trouble générateur.

Après le rein, la vessie peut être pour son propre compte le point de départ d'accès d'asthme. Pawinsky donne deux observations de cardiaques chez lesquels l'asthme persista, malgré le traitement de leur cardio-pathie, et céda à l'évacuation de la vessie, qui se vidait incomplètement (1). Peut-être s'agit-il, en pareil cas, d'un réflexe direct, ou plus vraisemblablement encore d'une légère infection urinaire.

Système génital. — L'influence asthmogène du système génital est des plus nettes, surtout chez la femme.

Chez les jeunes filles l'asthme peut se manifester pour la première fois au moment de la *puberté*, ou réapparaître lorsqu'il a déjà existé pendant la première enfance. Le fait est beaucoup plus rare chez les jeunes garçons, mais j'ai pu l'observer un certain nombre de fois.

L'asthme *utéro-ovarien*, au moment des époques menstruelles, est classique. J'en ai vu de fréquents exemples ; Lévy, Barety, ont publié des cas intéressants. Le plus souvent l'accès franc, ou le phénomène asthmoïde, se produit deux, trois ou quatre jours avant l'arrivée des règles ; l'écoulement sanguin le soulage habituellement, parfois le « guérit » ; il est beaucoup plus rare de le noter à la fin des époques. Les règles

(1) J. Roux, *Thèse citée.*

manquent-elles par hasard pour une raison indéterminée, un accès souligne cette absence ; sont-elles
insuffisantes, un certain malaise asthmoïde peut s'établir jusqu'à la période cataméniale suivante. Au Mont-
Dore où sous l'influence du traitement thermal les
règles subissent une avance parfois considérable, —
six, huit, dix jours, — nous éprouvons de fréquentes
surprises ; une crise est imminente, un accès éclate,
on s'ingénie à en chercher la cause, et celle-ci finit par
se trahir elle-même par l'arrivée inattendue du flux
menstruel.

Quel est le mécanisme de cet asthme ?... Il est parfois d'origine nasale, réflexe. La muqueuse du cornet
inférieur et moyen se tuméfie, les zones sensibles
deviennent hyperexcitables. Certaines femmes souf-
frent d'hyperémie et d'hyperesthésie nasales pendant la
période menstruelle, avec enchifrènement, rhinorrhée,
éternuements ; il peut arriver que tout l'effort asthmatique se localise au nez sans déborder sur le territoire
broncho-pulmonaire. — D'autres fois il s'agit d'une
véritable infection. Pendant la période menstruelle il
y a production abondante de sédiments uratiques,
d'acides gras ; l'auto-protection du vagin et de l'utérus
diminue ; il se forme dans la cavité vaginale et à la
surface utérine des produits toxiques qui sont capables
d'utiliser la muqueuse érodée de l'utérus pour passer
dans la circulation générale et réaliser une toxi-infec-
tion ; il y a parfois fièvre légère, éruptions diverses,
névralgies ou myalgies rhumatoïdes, polyarthrites
même (Riebold). — Enfin on peut invoquer une action
directe, assez obscure d'ailleurs. Kuss croit que des

excitations parties des lésions utéro-ovariennes peuvent produire l'asthme. Engelmann a vu l'asthme disparaître chez une femme à qui il avait redressé l'utérus en rétroflexion ; il a vu les accès revenir quand la rétroflexion se rétablissait (1). On a cité des cas d'apparition ou de disparition suivant le spasme ou la dilatation du col. J'en ai observé un exemple type chez une femme qu'on était obligé de dilater à chaque époque menstruelle. J'ai vu également des alternances entre le zona génital et le rhino-spasme ou le broncho-spasme, et observé une douzaine de cas où l'asthme était dû vraisemblablement à la présence d'un fibrome utérin, avec ou sans métrorrhagie. Il est infiniment probable qu'il s'agit le plus souvent d'actions pathogènes combinées et d'un mécanisme très complexe (2).

L'asthme peut ressusciter ou se manifester pour la première fois à l'occasion de la *grossesse ;* quelquefois il se montre exclusivement pendant la gestation et même pendant plusieurs gestations successives. Chez certaines femmes la grossesse multiplie ou aggrave les accès ; mais le plus souvent, d'après J. Nicolas, elle aurait une influence plutôt heureuse sur l'asthme pneumo-bulbaire, sauf les deux ou trois premiers mois (1). A ce moment-là des accès peuvent marquer la date approximative des règles (Halliday Croom, Brissaud). Vers la fin généralement, avant l'accouche-

(1) J. Roux, *Thèse citée.*
(2) Il peut y avoir également phénomène endocritique par trouble de la sécrétion ovarienne (Léopold-Levi).
Les guérisons de ces asthmes génitaux, dues à l'action locale sur l'utérus, sont des guérisons temporaires. Pour qu'elles soient durables il faut en même temps rééquilibrer l'état général.
(1) J. Nicolas. Asthme et Grossesse, in *Revue du Mont-Dore,* 1906.

ment, l'asthme opère un retour offensif. Chose curieuse, la forme nasale subit presque toujours une aggravation du fait de la grossesse ; j'en ai observé de fréquents exemples relatifs surtout au hay-fever.

La pathogénie de l'asthme de gestation est d'ordre direct, ou réflexe par voie nasale, ou infectieux. Pendant la gestation les poisons de l'économie augmentent par excès de production, par la richesse des sources habituelles, par la formation de nouveaux foyers toxiques, par insuffisance soit de l'élimination, soit de la fonction anti-toxique (Charrin et Roche).

La *lactation* et le *nourrissage* paraissent avoir une influence heureuse comme dérivatif, comme exutoire. La suppression trop brusque risque de ramener les accès (J. Nicolas).

L'asthme de la *ménopause* est plus fréquent que l'asthme de la puberté. Lorsque les époques commencent à être irrégulières, l'habituelle date menstruelle est rappelée par un accès franc, vicariant, ou par une angoisse asthmoïde qui rentre aussi dans les phénomènes nerveux de suppléance. La ménopause aggrave l'asthme déjà axistant ; elle le fait revivre après une longue trêve, ou enfin le crée de toutes pièces. Dans ces divers cas, dans le dernier surtout, il faut tenir compte de la physio-pathologie complexe un peu spéciale à cette période de l'existence féminine, et avoir l'attention éveillée sur l'appareil cardio-rénal, ou hépato-rénal.

Je puis citer le cas de deux femmes asthmatiques qui n'avaient jamais été réglées. Toutes deux étaient des héréditaires.

Chez l'homme le coït peut provoquer l'asthme, soit par surmenage, soit par le mécanisme de l'effort, soit par mécanisme nasal. L'accès éclate, plus ou moins vif, suivant immédiatement l'acte génital ou quelques heures après, accompagné ou non d'hydrorrhée ou de rhino-spasme. Et pour finir, je rapporte le fait curieux d'un de mes malades dont l'aura asthmatique consistait en une érection à peu près continue durant deux jours avant la crise.

§ VIII. — Système nerveux

Tout asthme est l'expression d'un trouble nerveux. Mais, tandis que l'étape centrifuge se limite à l'excitation du trijumeau dans la forme nasale, du pneumogastrique et du sympathique dans la forme broncho-pulmonaire, l'étape centripète est à point de départ varié, pour ainsi dire illimité, et emprunte indistinctement telle ou telle voie du système nerveux, cerveau, bulbe, moelle, nerfs périphériques.

Le trouble nerveux dans l'étape centripète est physiologique ou anatomique, fonctionnel ou trophique. Le trouble trophique ou lésionnel est rare, il est l'exception. Et il ne peut être que léger, discret, en surface ou en profondeur ; porté à son maximum, ce serait la mort de la cellule, la suppression de la conductibilité nerveuse, d'où impossibilité radicale d'une excitation. Même en cas de lésion, l'asthme trahit donc un certain dynamisme des cellules ou des fibres atteintes, et celles-ci constituent l'épine locale irritative, toujours vivante, pour les cellules et les fibres voisines. La règle est le trouble purement fonctionnel, *sine materia,*

et abstraction faite pour le moment des causes originelles, en ne tenant compte que du mécanisme intime
qui est la condition même de son existence, on peut
dire que l'asthme est presque toujours une *névrose*.
Il reste — et c'est là le point important — à découvrir
la cause première, ou les causes de cette névrose.

L'asthme dans les maladies du *Cerveau* est d'une
excessive rareté. Comby cite un enfant de vingt-huit
mois, hydrocéphale, présentant tous les mois des crises
asthmiformes durant deux ou trois jours, et qui mourut
dans un accès ; Pal décrit une « dyspnée paroxysmale », d'origine cérébrale qui serait pour lui un
symptôme de compression que soulage la ponction
lombaire. J'ai vu chez deux anciens asthmatiques,
guéris depuis longtemps, l'asthme réapparaître après
une attaque d'apoplexie. Mais si les troubles organiques sont rarement asthmogènes, les troubles purement fonctionnels le sont fréquemment, surtout dans
l'ordre psychique. J'ai déjà parlé de l'asthme mental,
émotionnel, par suggestion externe ou par auto-suggestion, et les faits de ce genre sont assez classiques.
Remarquons toutefois que si l'influence psychique est
suffisante pour provoquer « un accès », elle est, règle
générale, insuffisante pour produire la « maladie
asthmatique » elle-même ; il y a derrière, une cause
plus profonde, plus efficiente. Le psychisme ne joue
qu'un rôle occasionnel.

Dans les affections du *Bulbe* aiguës ou chroniques,
paralysie, compression, tumeurs, hémorragies, les
phénomènes dyspnéiques traduisent l'extension du
processus aux noyaux des vagues. Mais pour les raisons

données plus haut, l'asthme spasmodique franc n'existe pas, n'est pas signalé par les auteurs. Un cas pourtant, un seul, celui de Brissaud chez un homme atteint de sclérose en plaques. Déjerine, cité par J. Roux, déclare n'avoir jamais observé d'acicdents asthmoïdes dans les maladies de la protubérance (1).

Par contre, au point de vue fonctionnel pur, les troubles bulbaires sont asthmogènes par excellence. Le bulbe n'est pas le pivot nécessaire de l'asthme, car il y a des irritations *in situ* du trijumeau, du pneumo-gastrique et du sympathique, et des réflexes viscéraux directs provoquant le phénomène pulmonaire ou nasal, mais il en est le moyen le plus habituel. Toute irritation venant de la périphérie, toute irritation venant du milieu intérieur, — viscéral, humoral, — peut agir sur le bulbe rachidien et celui-ci inhibe ou dynamo-génise les divers points du corps (Brown-Séquard). Il s'établit donc des réflexes asthmogènes sensorio-bul-baires, organo-bulbaires, humoro-bulbaires. Pour nous en tenir à ces derniers, le sang charriant ses microbes, ses toxines, ses chlorures trop abondants, charriant ses sédiments uriques, ses poisons gazeux — surtout CO_2, — le sang excite *sur place* le bulbe à sa surface ou dans sa profondeur ; la lymphe produit la même excitation. Il s'agit donc, en réalité, d'un réflexe direct, mais *symptomatique*, traduisant la « qualité complexe » du milieu humoral, la présence d'éléments anormaux ou l'excès des éléments normaux. Mais, pour aller plus avant dans l'analyse, peut-on isoler la

____

(1) J'ai observé l'asthme chez des ataxiques. On a cité d'autres cas, rares d'ailleurs.

cellule nerveuse, la fibre nerveuse de leurs liquides
nourriciers, et leur attribuer *en soi*, par voie héréditaire ou acquise, une « perversion » spéciale, une
certaine « habitude » suivant l'expression de Brugelmann, comme un « tic spasmogène » aboutissant spontanément, automatiquement, au syndrome asthme.
Toute la question de l'asthme « essentiel » est là. Or
s'il est possible d'abstraire anatomiquement la cellule
ou la fibre nerveuse, cette abstraction est impossible
physiologiquement. La cellule bulbaire ne possède
pas l'excitation « essentielle » ; cette excitation elle la
reçoit de son milieu humoral comme elle peut la
recevoir de n'importe quel point de l'organisme ; elle
subit par les éléments normaux ou anormaux du sang
l'action irritative, physique ou chimique, nécessaire
à son impulsion. Ainsi l'effet spasmogène trouve sa
cause et sa raison suffisantes. Une telle conception
paraît rationnelle, logique, en harmonie avec la très
grande majorité des faits. Elle donne à la théorie
générale de l'asthme un caractère uniciste, en n'admettant pour base, dans tous les cas, qu'une étiologie
et une causalité *réelles*, et en éliminant toute catégorie d'exceptions ; et elle supprime ce dualisme, faux
d'ailleurs cliniquement, entre l'asthme « essentiel »
réputé le seul « vrai » et les « pseudo-asthmes », dont
certains accès pourtant sont plus spasmodiques, plus
« francs » que de nombreuses formes atypiques de
l'asthme « dit essentiel ». Le côté mystérieux, inacces-
sible, d'un certain asthme cesse d'exister. Il faut rayer
de la pathologie le concept purement métaphysique
d'une maladie *sans cause*, qui *serait* par elle-même,

essentielle « par définition », comme une personnalité capricieuse et autocratique, suivant l'ingénieuse expression de Brissaud. *L'asthme est un effet, et cet effet a une cause ; tout asthme est symptomatique.* Et cette cause, facilement ou difficilement accessible, on finit par la trouver quand on sait la chercher et qu'on la cherche (1).

Toutefois, si tout réflexe organo-bulbaire fait défaut par ailleurs et que l'intoxication humorale soit pour ainsi dire réduite à son minimum, si d'autre part on considère le bulbe dans son appareil nerveux et dans son système d'irrigation comme un « tout complet », comme un bloc fonctionnel quasi homogène, on peut encore à la rigueur, et par langage traditionnel, employer l'expression d'asthme essentiel. L'avantage, du moins actuel, est d'évoquer, par une association clinique naturelle, tout un groupe d'affections qualifiées d' « essentielles » et admises éventuellement comme telles, — hystérie, épilepsie, neurasthénie, vésanies diverses — avec lesquelles l'asthme s'apparente dans ses formes psychiques et bulbaires protopathiques. Mais il faut savoir que le mot est, pathogéniquement, impropre. Mieux vaut parler d'asthme *nerveux*, simplement, terme très imprécis sans doute, mais qui ne préjuge rien de la doctrine dualiste, et qui dénonçant l'hyperréflectivité sous-entend une intoxication causale qu'on est invité à découvrir. Et cette intoxication causale, dans les cas de ce genre, est le plus souvent l'intoxication arthritique au sens défini plus haut, c'est-à-dire la diathèse acide, et surtout

(1) J. André tend aussi à rejeter l'asthme essentiel.

l'uricémie. Au fond, l'asthme « essentiel », l'asthme « nerveux », finissent par se résoudre dans l'asthme « arthritique » dont ils ne sont qu'une forme clinique un peu spéciale, et il serait peut-être encore plus simple de ne parler que de ce dernier. Ce serait résumer d'un seul coup le diagnostic causal, le moyen pathogénique, et l'indication thérapeutique.

Les *Nerfs* peuvent être affectés de névrose ou de névrite. La première est la règle, l'autre est plus rare. J'ai déjà parlé de la névrite de pneumogastrique à propos de la tuberculose, névrite du tronc ou des terminaisons nerveuses, due à l'intoxication ou à l'infection elle-même qui altère la cellule, ou due à une action mécanique, tiraillement ou compression (1). Toutes les tumeurs du médiastin, cancer de l'œsophage, anévrisme de la crosse de l'aorte, lymphosarcome, adénopathies leucémiques ou adénopathies trachéo-bronchiques, peuvent par compression produire une dyspnée franchement asthmatique ou asthmoïde, diurne ou nocturne.

Les crises paroxystiques sont variables de régularité et d'intensité. L'asthme ganglionnaire vérifié anatomiquement a été signalé par Rilliet et Barthez. Il peut s'accompagner chez les enfants de spasme de la glotte ou de laryngite striduleuse, mais il est excessif de prétendre, avec Baréty, que ces dernières manifestations nerveuses, très voisines de l'asthme en effet, sont toujours sous la dépendance d'une irritation des récurrents par des ganglions hypertrophiés. L'arthri-

_____

(1) On connaît des cas d'asthme traumatique par lésion de la dixième paire (Cordier, Lœper).

tisme héréditaire ou déjà acquis, l'hérédité nerveuse, les troubles respiratoires par obstacle mécanique, nasal ou rétro-nasal, sont des causes beaucoup plus fréquentes. Baréty affirme encore que l'asthme « essentiel » est rare chez l'enfant ; opinion des plus contestables. Et il ajoute qu'il faut chercher l'adénopathie trachéo-bronchique chez tout enfant qui présente des phénomènes dyspnéiques rappelant les accès d'asthme. Il faut la chercher, en effet, mais il n'est pas habituel qu'on la trouve, l'adénopathie trachéo-bronchique étant un schéma livresque qu'on ne rencontre point fréquemment dans la pratique.

Des adénites inflammatoires comprimant les vagues peuvent amener un certain asthme « à bascule », suivant que s'étend ou régresse l'inflammation. Enfin les mêmes causes mécaniques provoquent parfois de la dyspnée asthmiforme non point par irritation des pneumogastriques mais par compression de tuyaux bronchiques. Le fait est d'ailleurs très rare, la dyspnée étant presque toujours en pareil cas de type continu.

§ IX. — Système cutané

La peau n'est pas un quelconque revêtement de protection, c'est un véritable organe étalé, d'une anatomie très complexe et d'une physiologie importante. Vaste surface vasculaire et nerveuse, sa trame est faite d'innombrables vaisseaux sanguins et lymphatiques et autour de ces vaisseaux se disposent les mailles du grand sympathique. D'autre part les centres nerveux spinaux envoient un réseau serré qui se ramifie dans le derme et pénètre à l'infini les papilles et l'épiderme, assurant ainsi une étroite solidarité entre la circulation périphérique et le système nerveux central (L. Jacquet). Enfin les glandes sudorales, les glandes sébacées, les poils sont des appareils de riche vascularisation et de riche innervation.

La peau est en outre un organe de respiration, et elle est un organe d'excrétion, de dépuration, de régulation thermique. de sensibilité et de réflectivité. Entre le milieu intérieur qu'elle limite et le milieu extérieur illimité, elle joue pour ainsi dire le rôle d'une membrane osmotique, mais d'une membrane active, et d'une activité en perpétuelle oscillation. Elle est le point de départ et le point d'arrivée d'excitations innombrables ; toute perturbation dans la profondeur peut se réfléchir à sa surface et toute impression à la surface peut émouvoir les centres. Ainsi que les organes des sens, elle emprunte l'énergie extérieure, et, plus qu'eux encore, par sa situation exposée, par son étendue, par la délicate complexité de sa structure, elle subit les offenses du vent, du brouillard, du froid, de la chaleur, de l'électricité, en un mot de toutes les actions physico-chimiques connues ou encore mal connues de l'atmosphère. On comprend donc, à *priori*, qu'un tel organe sollicité par des excitations sans nombre et de nature si variable, internes et externes, puisse se transformer en vaste surface asthmogène, ou offrir des zones asthmogènes localisées. Au point de vue expérimental, Schiff et Falk ont montré les rapports qui unissent les centres respiratoires aux nerfs cutanés sensitifs et prouvé que l'excitation de ces nerfs sensitifs amène l'arrêt tétanique des muscles expirateurs. Frank a étudié la production du réflexe nasal par l'irritation de certaines parties de la peau ; on sait que la muqueuse nasale est soumise à l'action vaso-dilatrice du bulbe par les nerfs de la cinquième paire, et à celle de la partie supérieure de la moelle dorsale par le sympathique cervical.

Cliniquement, en règle générale, la peau est très sensible, très excitable chez les asthmatiques, parfois même follement sensible ; elle participe à l'hyperexcitabilité totale. La plupart des asthmatiques, au lever, en quittant la tiède atmosphère du lit pour mettre pied à terre, sont pris de sternutations paroxystiques ; il suffit même à certains d'entre eux, tout en restant au lit, d'exposer à l'air leur bras ou leur avant-bras pour subir des éternuements en séries. Celui-ci éternue longuement et violemment en se lavant les mains à l'eau froide, celui-là se lavant la figure provoque une fluxion vaso-motrice hydrorrhéique unilatérale ou bilatérale, avec ou sans sternutation ; cet autre a un écoulement nasal abondant avec rhinospasme par une friction alcoolisée sur le cuir chevelu, ou par l'application du peigne fin, ou même par le simple contact des ciseaux employés pour la coupe. Tel sujet prend un accès à la suite d'une douche froide, tel autre à la suite d'un bain de pieds trop chaud. Beaucoup d'asthmatiques ont de la cryesthésie facile, de localisation et de surface variables ; quelques-uns ont des zones sensibles limitées et invariables, — pieds, front, nuque, — qui s'impressionnent de l'humidité, du froid, d'un coup d'air même léger, ou d'une légère excitation mécanique. Il suffisait à un de mes malades de se frôler un peu le front, au-dessus des arcadessourcillières, pour éternuer dix, quinze fois de suite, très vivement.

Le plus souvent le réflexe rhino-cutané est seul déchaîné, mais il peut par sa violence amorcer un accès d'asthme franc d'intensité et de durée variables.

Il est classique d'observer chez les asthmatiques diverses manifestations cutanées : prurits, érythèmes, urticaires, psoriasis, l'eczéma surtout, chez l'adulte ; l'urticaire, l'impétigo, l'eczéma chez l'enfant. Ces manifestations cutanées accompagnent les manifestations pulmonaires, ou alternent plus ou moins régulièrement avec elles. Il faut parfois savoir les respecter comme d'heureuses dérivations et des exutoires utiles. En pareils cas, la sagesse thérapeutique consiste à soigner et à guérir avec une prudente lenteur les accidents locaux, en ayant soin d'instituer *en même temps* le traitement rationnel de la cause générale, originelle, dont l'asthme et la dermatose ne sont que des effets polymorphes.

Telles sont les causes premières, les causes profondes de l'asthme. Elles sont nombreuses on le voit, très nombreuses, car je viens de passer en revue toute la pathologie. En réalité *tout* peut aboutir à l'asthme, en créer lentement le syndrome ou en provoquer vivement l'accès ; maladies héréditaires, maladies acquises, intoxications, infections, affections générales, affections locales, désordres anatomiques ou troubles fonctionnels d'un organe ou d'un système d'organes, etc., etc., — sans compter de simples accidents, comme j'en ai vu des exemples, chutes, fractures, qui semblent agir par vertu commotionnelle, par ébranlement nerveux.

Etant donné cette omni-causalité, on est amené à concevoir que l'asthme n'est pas, ne peut être une « maladie » au sens classique, usuel du mot, comme on l'admettait autrefois. L'asthme n'est qu'un syndrome, un vaste syndrome. Evidemment, l'envisager sous un tel jour, c'est le faire déchoir de sa « dignité » nosologique, mais combien c'est agrandir son importance symptomatique, élargir à l'infini son horizon pathologique et, corollairement, son horizon thérapeutique.

Et pour la même raison, on comprend qu'on puisse rencontrer un certain nombre, — ou un grand nombre, — de cas d'asthme dans les affections gastro-intestinales, un certain nombre dans les cardiopathies, un certain nombre dans les maladies tuberculeuses du poumon, un certain nombre dans les affections nasales, etc., etc. ; et on conçoit assez bien que le spécialiste de l'estomac ou de l'intestin, que le spécialiste du cœur ou du poumon, que le spécialiste du nez, impressionné par le bloc important de ses observations personnelles, soit tenté de proposer telle pathogénie, tel mécanisme, comme étant la pathogénie unique, le mécanisme invariable, de tout asthme. Chacun a raison dans sa statistique, mais chacun a tort dans sa tendance à généralisation absolue.

Chaque asthme a sa pathogénie et son mécanisme propres. Tout asthme est une question d'espèce ; c'est ce qui fait de ce syndrome si simple en apparence, parce que très accessible cliniquement, une chose si complexe en réalité ; c'est ce qui fait de l'asthmatique surtout une *individualité* pathologique d'analyse parfois si délicate et si laborieuse. Bien plus, certaines causes dont chacune est asthmogène, prise en particulier, peuvent s'associer, dans une proportion souvent indéterminable, pour concourir à l'unité du syndrome. Cette association est fréquente ; elle est source de nouvelles difficultés. Voici un asthmatique, tuberculeux, avec des polypes du nez ; d'où vient l'asthme ? Il est probable que le médecin et le spécialiste aboutiront à des conclusions différentes. Et s'il y a eu suralimentation, c'est un troisième élément causal, également invocable. Voici un syphilitique ou un paludéen avec un mauvais foie, ou un mauvais appareil gastro-intestinal. Quel sera le mécanisme de l'asthme ? Direct, par action hémato-bulbaire, ou indirect par réflexe hépato-bulbaire, ou gastro et entéro-bulbaire ? Ou peut-être y a-t-il lieu d'envisager encore une action plus diffuse de la cause originelle et un mécanisme moins précis ? Voici enfin un asthmatique uricémique opérant de régulières alternances avec l'eczéma, les coliques hépatiques, les coliques néphrétiques, quel sera le mécanisme de l'asthme ? Direct, ou réflexe, et dans cette dernière hypothèse, quel est l'organe le plus habituellement générateur du réflexe ? Toutes questions qu'il faut se poser en face d'un asthme donné, lequel est souvent un ardu problème à résoudre. Il faut savoir sérier les causalités, les établir dans leur ordre chronologique vraisemblable, les peser, les hiérarchiser ; à cette condition seulement, on marche droit et vite dans le chemin de la thérapeutique rationnelle. C'est une satisfaction pour le médecin et une économie de souffrances pour le malade.

Il y a des cas déroutants. J'ai vu le fait suivant : une fibro-tuberculeuse légère du sommet droit, suralimentée, rhinopolypeuse, asthmatique. Sur les conseils d'un spécialiste qui promet la guérison, on libère le nez ; pas de résultats. On soigne longuement, avec la méthode qui convient, la localisation du sommet ; résultats également négatifs. On cesse la suralimentation pour revenir à une raisonnable et suffisante alimentation ; toujours rien. On diagnostique un asthme purement nerveux, on bromure, on douche *secundum artem*, tous les dérivés modernes de l'iode, de l'iodure, de l'arsenic sont essayés à tour de rôle ; échec absolu. Un beau jour, la malade expulse spontanément un énorme ténia, et l'asthme disparaît comme par enchantement. On avait pensé, successivement, à toutes les causes habituelles, mais point à une cause exceptionnelle, qui ne se révéla que par surprise. Les faits de ce genre sont rares, mais ils sont riches d'enseignement.

Il arrive parfois que, chez le même sujet, deux causalités différentes agissent, à un long intervalle, pour créer l'asthme. Un asthmatique tuberculeux, guéri de l'asthme et de la tuberculose, retrouve son asthme après dix ans, quinze ans, sous l'influence d'une autre infection ou d'une autre intoxication, — syphilis, alcoolisme, uricémie, etc., — ou par le fléchissement d'un système organo-fonctionnel important, — intestin, foie, appareil cardio-rénal. Un ancien asthmatique du nez, guéri, reprend de l'asthme longtemps après au contact d'une tuberculose commençante, ou sous l'action de surmenage physique ou de peines morales. Un ancien asthmatique reste toujours un asthmatique virtuel, un « asthmophile », et son équilibre pneumo-bulbaire est toujours à la merci d'un déséquilibre organique ou fonctionnel quelconque ; chez lui, l'absence d'accès est un critère de bonne santé générale. Et même, en dehors d'une succession à longue échéance, dans un asthme en évolution, « actuel », les causes asthmogènes profondes peuvent se modifier, changer, et j'estime que dans l'asthme uricémique le plus classique le mécanisme pathogénétique n'est pas invariable (1).

Une question se pose, assez naturellement. L'asthme est fréquent, mais, en regard de ses innombrables causes possibles, étant donné que *tout* peut aboutir à l'élaboration lente ou à la prompte détermination du syndrome, il apparaît d'une rareté toute relative. A la rigueur, on pourrait se demander pourquoi tous les intoxiqués, tous les infectés, tous les déchéants organiques et fonctionnels — et que le nombre en est grand ! — ne font pas de l'asthme. Remarquons tout d'abord que l'asthme est en réalité plus fréquent qu'il n'apparaît au premier et habituel examen. Combien de manifestations nasales légères ne sont pas accusées par le malade ? Que de formes atypiques, surtout chez l'enfant, échappent aux médecins ? D'autres, vicariantes, chez l'adulte ? Et enfin, et surtout, il faut faire

---

(1) La pathogénie peut être tantôt hépatique, tantôt rénale, ou mixte (hépato-rénale), ou relever de troubles endocritiques variés, associés ou non. Un asthmo-hépatique mal soigné, devient un asthmatique hépato-rénal, et finit cardio-rénal.

rentrer dorénavant dans le cadre de l'asthme *ordinaire*
toutes les formes qualifiées improprement de « pseudo-
asthmes ». Je répète que toute dyspnée procédant par
accès, avec ralentissement des mouvements respiratoires, — toute dyspnée avec bradypnée, — accompagnée ou non de troubles vaso-sécrétoires, doit être
tenue, cliniquement, pour un asthme « vrai », quelle
que soit sa cause originelle, quelle que soit son mécanisme pathogénétique. Qu'un sujet s'éveille entre une
heure et deux heures du matin, en proie brusquement
à une crise d'oppression qui le dresse sur son séant,
avec sibilances musicales audibles à distance, avec
emphysème aigu, dyspnée inspiratoire, etc., etc., les
signes cliniques sont les mêmes, qu'ils soient condi-
tionnés par l'uricémie, par la tuberculose, par l'intoxication gastro-intestinale, par le mal de Bright, par
telle ou telle cardiopathie. Il n'y a, entre ceci et cela,
aucune différence fondamentale, essentielle ; il n'y a
parfois que des différences de plus ou de moins dans
l'intensité, dans la netteté, ou des état atypiques
comme on en trouve d'ailleurs pour toute cause
asthmogène donnée ; et, chose assez curieuse, les
formes irrégulières sont plus fréquentes chez les
arthritiques que dans la tuberculose ou dans le brightisme de début, par exemple, où les accidents asthmatiques relèvent habituellement du type nocturne le
plus pur. Que l'asthme arthritique. uricémique, serve
encore à la description thématique, qu'on le laisse en
relief à cause de sa fréquence et de sa vigueur cliniques, à cela nul inconvénient ; mais il est désormais
superflu de le mettre sur un plan à part, dans une

catégorie à part, comme une entité nosologique de mystérieuse nature et de non moins mystérieux moyens pathogéniques. Encore une fois, l'arthritisme étant intoxication prend rang dans le vaste cortège des intoxications, et l'asthme arthritique n'est qu'une variété des asthmes par intoxication. Cette conception uniciste supprime les inutiles subtilités du diagnostic symptomatique, et ne s'attache plus qu'au diagnostic de *causalité*, le seul qui importe.

Mais, malgré ces apports nouveaux grossissant le contingent de l'asthme, il reste toujours une notable disproportion entre le nombre des causes asthmogènes possibles et le nombre des cas réels. Comment expliquer cela ? D'abord, en thèse générale, la « catégorie du possible » est autrement vaste que la « catégorie du réel» et, en pathologie, une foule de causes secondes, claires ou très obscures, agissent à titre limitatif. Pour nous en tenir au seul domaine nerveux, ne fait pas qui veut de l'hystérie, de l'épilepsie, de la neurasthénie, etc., et les syphilitiques n'aboutissent pas tous fatalement à la paralysie générale ou à l'ataxie. De même pour l'asthme ; ne devient pas asthmatique qui veut. Il faut toujours tenir compte de ce postulat nécessaire, quelquefois précis et très accessible, souvent très vague, qui vise la loi d'élection individuelle, détermine exactement le sens de la réaction physio-pathologique et qu'on appelle la « prédisposition ». Cette prédisposition est héréditaire ou acquise, et j'ai étudié plus haut les lois de l'hérédité dans l'asthme. Acquise, elle peut se manifester de bonne heure, sous des formes diverses, de façon vigoureuse ou discrète.

Règle générale, les asthmatiques accusent dès l'enfance une grande susceptibilité des voies respiratoires ; ce sont des coryzas faciles, des laryngites, des trachéites, des bronchites à répétition, et, chose plus caractéristique encore, ce sont des accidents spasmodiques se manifestant déjà dans la sphère vago-bulbaire, tels que le spasme de la glotte et surtout la laryngite striduleuse (1) ; plus tard, dans la jeunesse, ce sont des éternuements répétés, c'est le rire dyspnéique (2). Il y a d'ores et déjà autre chose qu'une diathèse, autre chose qu'une nervosité générale favorable à l'asthme, il y a une *nervosité spasmogène locale* dévoilant une tendance et une systématisation. C'est, de bonne heure, une candidature posée au grand spasme pneumo-bulbaire, à l'asthme ; il est bien rare que le candidat ne soit pas élu.

Chez quelques asthmatiques on ne trouve ni antécédents héréditaires ni antécédents acquis, aucune prédisposition suffisamment explicative. Un beau jour ils font de l'asthme sans avoir, pour ainsi dire, le droit d'en faire, et les conditions même de l'excitabilité n'éclairent point le sens de leur réaction individuelle (3).

J'arrive à une autre série de causes, occasionnelles, plus provocatrices d'accès que génératrices de la maladie elle-même, moins importantes par conséquent,

(1) Asthme et laryngite striduleuse. Moncorgé (*Loire médicale,* 1902).

(1) Trois prodromes éloignés de l'asthme. Moncorgé (*Loire médicale,* 1895).

(3) Parfois certain schock provoque l'asthme. Je l'ai observé après des fractures ; une fois il éclate dix jours après une amputation de jambe. Une autre fois, à la suite d'un accident d'automobile (cinq jours de forte commotion).

malgré qu'elles aient l'habitude de retenir assez longuement l'attention des auteurs.

Age. — Sexe. — Race. — Professions

Age. — L'asthme se rencontre à tout âge ; mais s'il
est, dit-on un brevet de vieillesse, — assertion d'ailleurs des plus contestables — s'il peut se manifester
à une période plus ou moins avancée de la vie, il paraît
être surtout l'apanage de la jeunesse et de l'âge mûr.

Il est fréquent chez tous les jeunes enfants. Beaucoup de causes déterminantes, inhérentes à cet âge,
expliquent et justifient cette fréquence : ganglions
trachéo-bronchiques, hypertrophie du tissu lymphoïde,
adénoïdes, troubles gastro-intestinaux, et surtout fièvres éruptives : et j'ai dit plus haut combien l'hérédité
assimilaire, et surtout similaire, s'affirme de bonne
heure. Aussi peut-on s'étonner de trouver, dans une
édition de d'Espine et Picot, cette phrase : « L'asthme
est si rare chez les enfants », et de lire dans Rilliet et
Barthez : « Quant à l'asthme essentiel nous ne l'avons
jamais observé chez les enfants. » Un traité tout récent
des maladies de l'enfance passe complètement sous
silence et le mot et la chose !

Trousseau, le premier, s'occupa de l'asthme infantile ; après lui Politzer, Salter, Germain Sée qui signale
une quarantaine de cas concernant de jeunes malades ;
puis Landouzy, Moncorvo, Comby, Dauchez, Guinon,
etc. Aviragnet a observé un accès d'asthme type chez
un enfant de 2 mois 1/2. Il n'est pas rare de voir des
enfants de 10, 12, 15 mois, suivre nos salles d'inha-

lation du Mont-Dore, portés sur les bras de leur mère
ou de leur nourrice.

Dans l'adolescence, l'asthme est assez fréquent.
Règle générale, il devient plus rare après trente, et
surtout quarante ans, du moins comme apparition
première, car il peut, passé cet âge même, continuer
une évolution depuis longtemps commencée, ou réapparaître après une longue trêve. Vers cinquante ans,
— quelquefois même avant, — chez l'homme et chez
la femme, l'asthme est le plus souvent un *signe
d'alarme*, un son de cloche avertisseur ; c'est un système organo-fonctionnel important qui s'altère et
fléchit, une maladie qui s'installe sournoisement ;
c'est le cœur, l'aorte, c'est le foie, ce sont les reins,
— ou tout l'ensemble — qui trahissent une physiologie inquiète ou un état pathologique déjà constitué.
Il y a des exceptions. L'asthme neuro-arthritique peut
apparaître tardivement, dans sa forme la plus classique, la plus « essentielle », et je viens tout récemment de l'observer chez un homme de 55 ans, qui
devint asthmatique la même année que ses deux petits-
fils âgés, l'un de 4 ans, l'autre de 6 ans 1/2.

Sexe. — La question « sexe » est diversement appré-
ciée. L'asthme serait plus fréquent chez l'homme que
chez la femme, d'après Germain Sée ; plus fréquent
chez la femme, passée 30 ans, d'après Salter, fréquence
d'autant plus vraisemblable encore, passé la quarantaine, à cause des causalités asthmogènes inhérentes
à la ménopause. Dans une statistique personnelle por-

tant sur 4.215 cas, je relève 2.205 hommes et 2.010 femmes. L'écart n'est pas considérable (1).

Race. — Il est assez difficile d'apprécier l'influence de la race sur la production de l'asthme. L'asthme est fréquent dans tous les pays d'Europe, non moins fréquent parmi les populations d'Amérique du Nord et du Sud, sans qu'il soit possible de le distribuer géographiquement, d'une façon précise. La race juive, dit-on, y semble particulièrement prédisposée. Les Anglo-Saxons paieraient un plus large tribut à la forme rhino-spastique, et depuis quinze ans, d'après Kuttner, cette forme se multiplierait en Allemagne.

Classes sociales, professions. — L'asthme pneumo-bulbaire frappe indistinctement toutes les classes de la société ; quant à sa forme nasale, il n'est pas absolument exact de prétendre qu'elle soit l'apanage exclusif des gens riches et aisés. Quoi qu'on en ait dit, les ouvriers des villes et des campagnes n'ignorent pas le rhume des foins, et s'ils impressionnent moins les statistiques des spécialistes, c'est parce qu'ils ont, plus que les classes aisées, l'habitude de supporter patiemment de simples ennuis pathologiques, d'ailleurs temporaires.

Parmi les *professions* dites prédisposantes, on cite volontiers celles qui exigent un certain effort respiratoire : avocats, chanteurs, prédicateurs, etc. L'influence de ces professions me paraît plus contestable : l'exercice régulier de la voix et des forces pulmonaires a plutôt une action heureuse, anti-asthmatique. D'au-

(1) J'ai donné plus haut ma dernière statistique.

tres professions ont, à mon sens, une influence plus décisive, plus manifeste. L'asthme se rencontre fréquemment chez les *meuniers*, les *boulangers*, les *cuisiniers*, les *mineurs*, les *carriers*, les *droguistes*, les *pharmaciens*, les *chimistes*. C'est, en pareil cas, l'ambiance professionnelle qui est coupable, ce sont les poussières, les odeurs qu'il faut incriminer, et, presque toujours, le mécanisme nasal qui entre en jeu.

Influences Cosmiques. — Saisonnières. Nyctémérales

« Chaque asthme a son cosmos », écrit Germain Sée, et il faut entendre ce « cosmos » dans son acception la plus large, climat et habitat. C'est dans cet ordre de causalités, accidentelles ou permanentes, qu'on rencontre les choses les plus extraordinaires, les plus invraisemblables, et ces invraisemblances ne sont plus pour nous étonner. Il n'y a pas de règle ; il n'y a, pour ainsi dire, que des exceptions, et comme des fantaisies individuelles. Évidemment ces malades ne font rien sans raisons suffisantes, mais ces raisons nous échappent complètement, ou à peu près ; elles fuient notre logique présomptive pour obéir à une logique cachée qui, parfois cependant, se trahit par surprise. Nous savons, en général, que la lumière, la pression, l'ozone, l'électricité, — pour ne parler que de forces bien connues, — que tous les courants telluriques, et atmosphériques peuvent impressionner l'organisme, chaleur, assimilation, circulation, etc. ; nous n'ignorons pas surtout l'action mécanique et chimique de la lumière, son action morphologique et l'accélération qu'elle apporte à toutes les fonctions organiques. Chacun de nous est un champ restreint d'énergies en communication avec un champ illimité d'énergies diffuses, un « microscome » sous la dépendance du macroscome, et on pourrait dire : « Je suis homme, et rien de ce qui touche l'univers ne m'est étranger. » L'influence des agents physico-chimiques s'exerce sur les organes des sens et sur les terminaisons nerveuses, modifiant l'état somatique et l'état psychique des êtres, retentissant sur le système nerveux sensitif et sensoriel, la nervosité de l'atmosphère ou du sol actionne la nervosité humaine. Cette influence est indéniable, mais de mécanisme obscur, et nous ignorons surtout les équations physiologiques ou neuro-pathologiques propres à chacun, et les lois de rupture d'équilibre individuel sous le désordre évident ou l'apparente stabilité des conditions météorologiques (1).

Mais, qu'il s'agisse d'ambiance physico-chimique ou d'ambiance morale, une certaine réserve d'appréciation s'impose. On va quelquefois chercher bien loin, on accuse parfois un ensemble de causalités bien mystérieuses, jusqu'au jour où le hasard dénonce la vraie cause, très immédiate et de facile interprétation. Exemple : un asthmatique prend des accès à la naissance de chacun de ses enfants ; on finit par s'apercevoir qu'il faut incriminer la poudre de lycopode employée pour la toilette du nouveau-né. Autre

____

(1) Le grand sympathique joue un rôle capital dans les manifestations de ce genre (Laignel-Lavastine, Sardou) ; manifestations réactionnelles de surface, et à la longue modifications en profondeur.

exemple : un de mes malades entrait en été asthmatique chaque fois qu'il allait visiter un de ses amis, à la campagne ; il reconnut à la longue, et par le plus grand des hasards que l'odeur spéciale du chien de la maison était, en l'espèce, seule coupable. Supprimé le chien, supprimé l'asthme. Dans les deux cas, les causes morales ou climatiques présumées se résolvent en étiologie nasale tangible, classique chez le premier, bizarre chez le second. Il importe donc de ne point conclure trop hâtivement, et de se mettre à l'abri de telles surprises.

Les asthmatiques sont, en général, des réactifs de sensibilité exaspérée ; une ombre, un souffle, un rien les affole, et chacun s'affole à sa façon, suivant son idio-syncrasie propre. En cela, comme en tout, ce sont des dénicheurs d'impondérables. Ils prévoient habituellement les orages, et les plus légères perturbations météorologiques ne les laissent pas indifférents ; ils relèvent eux aussi de la « névrose barométrique » de Roger. Tel se trouve mieux dans le Nord, tel autre, mieux dans le Midi Celui-ci s'accommode mal des brouillards, celui-là de la sécheresse de l'air ; l'un prend ses accès par le vent de l'Ouest, l'autre, par le vent du Sud. Ce dernier enfin souffre en passant du chaud au froid, ou du froid au chaud, de l'ombre au soleil, ou du soleil à l'ombre, ou en traversant un simple courant d'air ; et cette autre éternue violemment en séries, sous le léger balancement d'un éventail. Il suffit parfois de changer de région dans le même pays, de ville dans la même région, de quartier dans la même ville, de rue dans le même quartier, de maison, de chambre, etc., etc., pour voir apparaître, disparaître ou s'atténuer les accès. D'autres fois, il faut se déplacer de la ville à la campagne, ou inversement ; ou, dans le même endroit, savoir quitter la rive droite pour la rive gauche d'une rivière, d'un fleuve. Et ces différences singulières, multipliables à l'infini, d'un asthmatique à l'autre, peuvent se rencontrer chez le même individu à des périodes successives de sa carrière, tel milieu autrefois défavorable devient défavorable, ou inversement. Un de mes malades, d'origine lyonnaise et habitant Lyon, y avait de fréquents accès ; il en était indemne à Paris où ses affaires l'obligeaient à de longs séjours. Définitivement fixé à Paris depuis quelque temps, l'asthme a fini par apparaître, discret d'abord, puis violent ; par contre, il n'en a plus à Lyon, quand il lui arrive d'y retouner et d'y vivre. Trousseau, Dieulafoy, d'autres auteurs ont rapporté des exemples de ce genre, exemples d'analyse difficile, d'étiologie sans doute très complexe sous l'apparente unité d'un simple déplacement (1).

Chose paradoxale, certains asthmatiques n'ont pas d'accès dans les pires conditions hygiéniques, et sont frappés dans les milieux les plus aérés, les plus sains. Mais, d'une façon générale, ils se sentent incommodés dans les endroits clos, habités d'une foule plus ou moins dense : théâtres, cafés, églises, etc., etc., ainsi

---

(1) Parfois il s'agit de simples changements dans les habitudes, ou de fâcheuses modifications dans le régime, sollicitées par le déplacement. Le climat, en *soi*, n'y est pour rien. Les ingénieuses expériences do Storm van Leuvven (de Leyde) nous apportent de nouvelles notions, très suggestives, sur les « allergènes » de climat, poussières atmosphériques qui agissent à la façon de proteines, et rentrent dans la catégorie des substances choquantes.

que dans les pièces exiguës ou à plafond bas, dans les pièces inaérées, enfumées.

Les trop grandes *altitudes* — au-dessus de 1.500 mètres — sont difficilement supportées ; encore faut-il, dans cette appréciation, tenir compte de l'emphysème coexistant. Au-dessous, le milieu est nettement favorable. L'ascension brusque de la plaine à la montagne peut provoquer ou juguler une crise ; la descente brusque d'une altitude amène les mêmes résultats.

Les voyages, les longs séjours sur *mer* seraient favorables à l'asthme, surtout au hay-fever ; cela se comprend dans cette forme puisqu'on évite ainsi la cause occasionnelle, nettement provocante. Dans la forme type, pneumo-bulbaire, il m'a paru que le voisinage immédiat de la mer était plutôt fâcheux ; l'Océan est plus mal supporté que la Méditerranée ; quant aux bains de mer, le bain à la lame est plus asthmogène que le bain en mer calme. J'ai vu assez souvent le premier accès éclater après un bain de mer, ou un séjour de courte durée au bord de la mer. Sauf exceptions, d'ailleurs nombreuses, le climat marin excitant exagère et déchaîne l'hyperexcitabilité propre aux asthmatiques.

Saisons. — Pour apprécier à sa valeur l'influence des saisons, il importe d'établir une distinction capitale. L'asthme humide, catarrhal, apparaît ou augmente pendant la mauvaise saison sous la causalité immédiate des rhumes, des bronchites banales ; l'hiver bat le rappel des accès. L'asthme sec, nerveux, est plutôt une maladie de printemps, d'été ou d'automne : mai, juin, juillet en France, août et septembre en Amérique. Le hay-fever charge singulièrement la statistique de ces époques de l'année ; mais, en dehors de cette forme spéciale, l'asthme, dans ses manifestations les plus typiques, les plus classiques, se présente comme une maladie de printemps, d'été, — asthme *vernal, estival,* — apparaissant seulement à ces périodes ou redoublant ses coups. L'asthme, perversion de réflectivité pneumo-bulbaire, suit la loi des maladies névrotiques en général, voire des vésanies, lesquelles ne restent pas insensibles aux excitations printanières et estivales. Parfois un asthmatique d'été exclusif fait de l'asthme d'hiver fortuit à la suite d'un rhume, d'une bronchite.

Nuit. — Sommeil. — Un signe cardinal de l'asthme est d'apparaître la nuit, de minuit à deux heures, plus rarement vers quatre heures du matin. C'est la règle en effet. Sauf dans les formes nettement nasales, spécialement dans le hay-fever, il est exceptionnel que des asthmatiques n'aient que des crises de jour, leurs nuits restant parfaitement calmes. On assiste parfois à de curieuses transformations héréditaires ; Trousseau était asthmatique nocturne, sa mère asthmatique diurne, les accès se produisant de huit à dix heures du matin.

Ce signe horaire n'est pas d'ailleurs spécial à l'asthme. On le retrouve dans la laryngite striduleuse, dans la goutte, certains cas d'épilepsie, certaines formes d'entéroptose, d'hépatisme (Glénard), dans l'entéro-névrose, chez certains cholélithiasiques (Dufourt). Le mécanisme de l'explosion paroxystique paraît être sensiblement le même, à quelque chose près, dans ces diverses affections, et analyser l'une, c'est en même temps contribuer à l'histoire des autres (1).

Comment agit la nuit dans la production de l'accès d'asthme ?... Agit-elle en tant qu'élément du climat météorologique ? C'est possible, probable même, dans une certaine mesure. La nuit, les rayons solaires ayant disparu, cette absence de lumière s'accompagne, les provoquant sans doute, d'une diminution dans la quantité de la vapeur d'eau astmosphérique, d'une diminution légère de la pression barométrique, d'un abaissement marqué de la température. L'acide carbonique augmente, l'ozone, l'électricité subissent des variations. J'ai dit plus haut avec quelle invraisemblable facilité les asthmatiques accusent les modifications de l'ambiance climatique ; il est donc logique d'admettre, *à priori*, qu'ils peuvent ressentir les variations des éléments divers, chimiques, dynamiques, qui constituent le climat nocturne. Dans quelle proportion, dans quelle mesure ? C'est ce qu'il est difficile d'apprécier.

On ne peut donc refuser une certaine part d'influence à la nuit en tant que phase météorologique ; mais il faut surtout faire sa part, une part prépondérante, au sommeil dans l'appréciation des phénomènes pathologiques nocturnes. Brown-Séquard a écrit : « Il est notoire que le sommeil est une condition très favorable pour les attaques d'épilepsie. » Il conditionne également les accès de laryngite striduleuse, d'après

(1) Moncorgé. Mécanisme de l'accès d'asthme (*Lyon médical*, 1906).

Welsh ; quant à l'asthme, la relation évidente de cause à effet est chose d'expérience, qui s'éclaire et se contrôle par les faits suivants : tel asthmatique nocturne, régulier, n'a pas d'accès quand il ne dort pas ; par contre, — épreuve inverse, — il a des accès de jour quand il dort, surtout d'un sommeil un peu prolongé. Enfin on peut, j'ai pu empêcher, retarder, atténuer l'accès en faisant réveiller le malade quelque temps, ou longtemps avant l'heure fatale, ou en modifiant certaines contingences spéciales du sommeil.

Le sommeil, diurne, nocturne, est donc, *en soi*, une cause indiscutable de l'asthme. Mais par quel mécanisme ? Quel ensemble, quelle succession de phénomènes enchaînées conditionne *immédiatement* l'accès, conduit au seuil même de la convulsion paroxystique, de cette excitation pneumo-bulbaire dont nous venons de voir les causalités lointaines et profondes ?

« Faut-il croire, écrit Layet dans le Dictionnaire de Dechambre, que la diminution nocturne du mouvement fonctionnel entraîne une surcharge urique chez les goutteux, une irritation réflexe du centre nerveux respiratoire dans les *accès d'asthme* et de laryngite striduleuse »... On a dit également : pendant le sommeil les combustions organiques et les fonctions d'élimination sont ralenties, ainsi l'intoxication de l'économie est-elle portée à son maximum. On s'explique ainsi pourquoi les crises d'asthme, de goutte, apparaissent de préférence la nuit (Pascault)... C'est la vérité ; mais, en ce qui concerne l'asthme, il n'y a qu'une part de vérité. Les données du problème sont

autrement multiples, complexes, et de solution difficile.

L'accident pathologique n'étant, règle générale, que
le phénomène physiologique réduit ou augmenté, il
faut s'en référer avant tout à l'état fonctionnel normal
de l'organisme qui dort. La physiologie vigile est autre
que la physiologie morphéique. Deux phases vitales
correspondent aux phases planétaires.

Dans le sommeil, les fonctions physiologiques se
ralentissent, elles sont d'exercice entravé ; la veille,
au contraire, est une période de libre exercice et d'activité. Sans entrer dans de trop longs développements,
et à n'envisager que les seules modifications intéressant directement le spasme vago-bulbaire, voici la
teneur physiologique du stade morphéique et les ensei-
gnements qu'on peut tirer de son étude.

La *température* du corps humain s'abaisse : pour
certains auteurs, Forel (de Lausanne) entre autres, le
maximum d'abaissement se produit vers deux heures,
trois heures du matin.

C'est également de minuit à trois heures du matin,
d'après Haig, Schemmer, que l'*alcalescence* et la
solubilité corrélative de l'acide urique atteignent généralement leur minimum, d'où acescence exagérée, uricémie maxima et excitation consécutive des terminaisons nerveuses ou des centres nerveux. Les sécrétions
et les produits d'élimination diminuent, les déchets
s'accumulent. On peut dire, de ce chef, que le sommeil est une véritable intoxication « mineure ».

La *circulation* se ralentit, circulation générale,
locale ; il y aurait, relativement, une plus grande vas-

cularisation périphérique (Mosso). Le pouls diminue de pression ; il diminuerait graduellement jusqu'à quatre heures du matin. D'après Sergueyeff, le sang, pour un organe pris isolément, ne changerait pas au point de vue quantitatif, mais au point de vue distributif ; il y aurait des variations centro-périphériques, une interversion quotidienne des équilibres sanguins. Bouchard a démontré que, la nuit, le sang est plus toxique, les urines l'étant moins ; par contre, chose importante en l'espèce, elles sont plus convulsivantes qu'à l'état de veille. L'activité de réduction de l'oxyhémoglobine présente son minimum.

D'intéressantes modifications se produisent du côté de la *respiration*. Le mouvement respiratoire est moins répété, moins énergique (Becquerel), l'air expiré moins chargé d'acide carbonique (Proust) ; d'après Moleschott, cette diminution tient non seulement à la dépression des forces de l'organisme, mais encore à l'absence de la lumière qui joue un grand rôle dans la quantité d'acide carbonique exhalé. Le quotient respiratoire est donc très amoindri. La valeur de l'inspiration moyenne se réduit d'un dixième, et, chez l'homme, le type costal prévaut sur le type abdominal (Mosso). Phénomène important, véritable Cheyne-Stokes physiologique, la respiration va s'affaiblissant surtout à certains moments, puis reprend par des mouvements inspiratoires plus énergiques.

D'autre part, étant donné nos conditions d'habitat et notre mauvaise éducation hygiénique, nous dormons dans un air plus ou moins confiné ; c'est, dans une certaine mesure, le sommeil en vase clos, avec diminution d'O et exagération de la tension de CO_2. Le sommeil devient donc aussi, à proprement parler, une asphyxie « mineure », et par des moyens hypo-physiologiques normaux et par des moyens artificiels, d'ordre social. Enfin, qu'il y ait d'autres causes pathologiques surajoutées gênant l'hématose, passagèrement ou chroniquement anoxhémiantes, — coryzas, laryngites, bronchites, tuberculose de formes anatomo-cliniques variables, emphysème, scléroses, etc., etc., — l'asphyxie tend naturellement à augmenter. Et on sait combien la composition gazeuse du sang a d'influence sur les mouvements de la respiration, combien l'action du sang asphyxique en particulier se localise facilement dans les centres respiratoires, le défaut d'O excitant les centres inspirateurs, et l'excès de CO_2 les centres expirateurs (Bernstein). Vu sous un certain angle, l'accès d'asthme apparaît comme une véritable *réaction de défense*, sollicitée par la détresse respiratoire, à laquelle l'asthmatique répond avec son exagération coutumière (1).

Dans le domaine de l'*intestin* et du système *hépato-intestinal* se manifestent d'importantes modifications des phénomènes réactionnels provoquées par la digestion du repas du soir. J'ai indiqué plus haut la théorie de Huchard : l'asthme dyspnée d'auto-intoxication, dyspnée ptomaïnique nocturne, la toxhémie alimentaire immédiate se surajoutant à l'intoxication par désassimilation insuffisante et aggravant ses effets.

(1) Paula Peruche (de Sao-Paulo), vient de corroborer mon interprétation : L'Hypercarbonémie dans le déclenchement de l'accès d'asthme, in *Bulletin et Mémoires de la Société médicale des Hôpitaux*, 1927.

Mais il y a autre chose encore que le poison alcaloï-
sant, autre chose que l'intoxication, il y a l'état fonctionnel de l'intestin lui-même, son réflexe autonome,
normal, indépendant de toute substance toxique, celle-
ci ne faisant d'ailleurs qu'exagérer celui-là, la cause
associée à l'effet dans l'action dite « toxi-réflexe ». Or,
pour Sergueyeff, dont il faut connaître l'ingénieuse
et séduisante théorie de l'hyperesthésie morphéique
des vagues, soit partielle, soit totale, le tiers supérieur
de l'intestin grêle serait hyperémié et plus actif pendant le sommeil, la partie sous-jacente plus pares-
seuse (1). L'intestin est donc plus excitable, et il peut
être plus excité par le bol alimentaire, agissant mécaniquement ou toxiquement, et on sait quels réflexes
partent du carrefour intestinal, remarquables par leur
variété, — nasaux, cardiaques, respiratoires, — et par
une intensité que connaissent bien les entéro-névro-
siques par exemple ; intensité qui va parfois jusqu'à
la lipothymie, jusqu'à la syncope, jusqu'à la mort
même, si l'on en croit Lancereaux qui accuse l'intestin de certaines morts subites nocturnes.

Le pouvoir excito-moteur de la *moelle* est augmenté,
car elle échappe totalement ou partiellement à l'action
antagoniste, modératrice, du cerveau. Certains animaux dorment debout, des oiseaux dorment sur une
patte, les groupes musculaires, les nerfs moteurs et
leurs centres correspondants associés pour cette position active restant en véritable état vigil. On sait,
d'autre part, que certains centres sont plus particu-

(1) Glénard admet en certains cas un mouvement hyperfonc-
tionnel du foie sur le coup de deux heures du matin.

lièrement excitables pendant le sommeil, le centre
génito-spinal par exemple. Pendant le sommeil, il y a
anesthésie des nerfs sensitifs et irritabilité des nerfs
moteurs. C'est ce qui se passe dans le sommeil chirurgical où l'on admet généralement l'hyper-réflectivité de la moelle ; des auteurs, Lannois entre autres,
ont même noté la trépidation épileptoïde. Et l'anesthésie morphéique est une anesthésie, au premier chef,
naturelle. D'après Schiff, à l'hyperémie vigile de la
moelle répond son anémie morphéique. Anémie, hypotension, hyper-réflectivité, ce parallélisme dans le
sommeil vient encore à l'appui de la loi de pathologie
générale, et peut-être de physiologie générale, que
j'ai formulée sous le nom de « loi d'opposition » (1).

En somme, et pour schématiser, on peut admettre
les trois mécanismes-types suivants :

1° Un mécanisme *hématique* pur chez les goutteux,
chez les uricémiques, par action directe sur le bulbe
ou sur les pneumogastriques.

2- Un mécanisme *anoxhémique* chez les emphysémateux, les grands emphysémateux surtout, chez les
scléreux, chez certains tuberculeux, chez les adénoï-
diens. C'est finalement l'intoxication gazeuse par
l'acide carbonique avec l'hyperexcitabilité bulbaire
consécutive.

3° Un mécanisme toxi-réflexe *hépato-intestinal*.

Chacun de ces mécanismes-types répond à une catégorie de malades, théoriquement bien définie. Chacune de ces influences prises isolément est d'un déter-

_____

(1) Pression artérielle et réflexes rotuliens chez les asthmatiques.
Loi d'opposition *Lyon médical*, 1903.

minisme suffisant ; prises en bloc, elles agissent en bloc, totalisant leurs effets. Cliniquement, le mécanisme le plus fréquent est de type *mixte* par association et combinaison, variables suivant les cas, des éléments indiqués. Mais qu'il s'agisse d'acide urique, d'acide carbonique, ou de ptomaïne, on en revient toujours au principe de l'intoxication, et la théorie de l'asthme en général se retrouve dans l'accès lui-même. Et cet accès n'est, finalement, que la résultante de deux intoxications, l'une *légère* et *immédiate*, l'autre *massive* et *profonde*, la résultante d'une double hyper-réflectivité créée, chacune, par son intoxication causale propre. Encore une fois, on retrouve, dans l'accès « asthme-conclusion », l'association de causalités diverses que j'ai signalées, chemin faisant, dans « l'asthme-prémisse » général.

L'intoxication, l'asphyxie, l'anesthésie exagèrent le pouvoir excito-moteur de la moelle ; le sommeil étant « intoxication, asphyxie, anesthésie » augmente donc, normalement, ce pouvoir excito-moteur, et ce maximum d'irritabilité de la moelle et du bulbe devra, naturellement, correspondre au *maximum de sommeil, à ce stade de plus profond repos qui se réalise de minuit à trois heures du matin, en règle générale.*

Il y a donc, *physiologiquement*, dans le sommeil, une période critique d'excitabilité maxima, une heure plus spécialement convulsive, « spasmogène ». Cette période, cette heure, les individus normaux ne la sentent pas, n'en ont pas conscience, pas plus qu'ils n'ont conscience de leurs autres fonctions végétatives : ils continuent à dormir, ou bien, s'ils s'éveillent, rétablissent rapidement par un état vigil approprié et temporaire l'équilibre un instant menacé ou déjà compromis. Mais les asthmatiques, nous le savons, ne sont pas des individus normaux ; ce sont des nerveux, des nerveux spasmodiques, leur réflexo-ataxie bulbaire n'étant que l'expression locale et la systématisation souvent transitoire de leur hyperexcitabilité générale. Nous avons vu de quelle façon disproportionnée ils réagissent sous l'influence de certaines excitations nasales, odeurs, parfums, poussières. Avec la même excitation, quantitative ou qualitative, l'individu normal n'éternue pas, ou éternue une fois, deux fois ; les asthmatiques répondent par 10, 20, 30 ou 50 sternutations spasmodiques. Ainsi agissent-ils dans le sommeil. D'une chose banale, ils font drame et tragédie ; ils transforment un incident physiologique en accident pathologique ; au lieu de s'éveiller dans une inspiration de défense strictement adéquate, ils s'éveillent en tétanisme inspiratoire, greffant de l'épilepsie sur une simple expansion motrice. Chez eux, le sommeil est l'étincelle qui allume l'incendie ou, si l'on veut encore, autre comparaison, la goutte d'eau qui fait déborder le vase. Ils ont raison de dénoncer une crise physiologique normale, ils ont tort de la souligner d'une façon anormale. Ils pèchent par excès.

Tel est le mécanisme vraisemblable de l'action du sommeil nocturne sur l'éclosion de l'accès d'asthme, mécanisme complexe, en somme assez obscur ; aussi complexe, aussi obscur que le sommeil lui-même, cette chose si simple en apparence qui a dérouté et déroute encore ses innombrables théoriciens, physiologistes et psycho-physiologistes.

Conclusions

Des pages qui précèdent on peut dégager les conclusions suivantes :

1° *Toute intoxication, toute infection, toute auto-
intoxication* peut directement, ou par le moyen d'un
organe ou d'un système d'organes, produire l'asthme.
Corollairement, *tout organe ou tout système d'organes*, quelle que soit l'intoxication ou l'infection
sous-jacente, peut, par trouble *anatomique* ou *fonctionnel*, produire l'asthme. Intoxication et infection
développent l'hyperexcitabilité générale, et celle-ci
conditionne l'hyperexcitabilité locale, *pneumo-bulbaire* ou *nasale*.

2° *L'arthritisme*, — intoxication spéciale univoque,
ou synthèse d'intoxications par ingesta, ou fonction
de toxi-infections diverses — reste le grand facteur de
l'asthme. Le mécanisme pathogénétique de l'asthme
arthritique est des plus variables.

3° La *tuberculose* joue dans la production de
l'asthme un rôle plus important qu'on ne le croyait
autrefois, mais elle n'en est pas le facteur essentiel.

4° Etant donné la multiplicité des causes qui l'engendrent, l'asthme n'est pas, ne peut être une entité
morbide. Il n'est pas une maladie ; il est un symptôme,
un *syndrome*, et le plus souvent un *syndrome réflexe*.

5° *Il n'y a pas d'asthme essentiel*. — Si l'on tient à
conserver — à tort d'ailleurs — l'expression tradition-

nelle, ou l'expression d'asthme « franc », d'asthme « nerveux », il faut la rapporter d'une façon claire, ou sous-entendue, à l'asthme arthritique, et finalement, sans doute, à *l'asthme hépatique.*

6° L'asthme par *névrite* existe, mais il est rare. Le type de beaucoup le plus fréquent est l'asthme par *névrose*, c'est-à-dire sans état lésionnel de la conductibilité nerveuse, par trouble purement dynamique, *fonctionnel.* Mais cette névrose *est toujours symptomatique.*

7° *Toute dyspnée d'accès, avec bradypnée, accompagnée ou non de troubles sécrétoires*, est un asthme « vrai », quelle qu'en soit la cause originelle, et quel que soit le trouble de la conductibilité (anatomique ou fonctionnel).

8° *Il n'y a pas*, cliniquement, *de pseudo-asthmes.* Il ne faut donc pas dire « pseudo-asthme tuberculeux », « pseudo-asthme cardiaque », « pseudo-asthme brightique », etc., etc. ; il faut désormais rapprocher le syndrome de sa cause originelle ou de son moyen pathogénétique présumé, organique ou fonctionnel, faire en un mot un diagnostic *étiologique* ou *pathogénique*, et dire carrément « asthme brightique », etc., comme on dit « asthme arthritique », Il faut dire « asthme cardiaque », rénal, hépatique, « asthme gastro-intestinal », etc., comme on dit couramment « asthme nasal ».

9° Souvent l'asthme, malgré l'apparente unité du syndrome, n'est que le produit total de diverses causes associées.

10° Le mécanisme d'*un accès*, pris en particulier, est variable. C'est une question d'espèce. Il est le plus souvent, lui aussi, la résultante de plusieurs causalités.

DEUXIÈME PARTIE

TRAITEMENT

Rien n'est plus simple en apparence que le traitement de l'asthme et il n'en est guère de plus facile à schématiser : ventouses et morphine dans l'accès, iodure de potassium durant la période intercalaire. Beaucoup de médecins se contentent de cette double équation thérapeutique ; elle leur suffit pour tous les cas. D'autres, moins simplistes, accordent leur faveur systématique à l'arsenic, ou n'hésitent pas à l'alterner avec l'iodure, sous cette forme, par exemple : — iodure dix jours, arsenic dix jours, dix jours de repos, — et cette belle ordonnance symétrique se répand sur des mois et des mois, ou même des années. Parfois, au petit bonheur, ou au hasard de précieuses combinaisons cueillies dans les formulaires, on associe KI avec tel ou tel médicament qui en augmente les effets ou en atténue les inconvénients. KI est-il mal supporté, on le remplace d'office par l'iodure de sodium qui prend rang, en sous-ordre, dans le *système* thérapeutique. Et il arrive enfin que les plus avisés fournissent quelques préceptes d'hygiène, physique, morale, un peu vagues d'ailleurs, généralement moins adéquats au cas particulier qu'à toute banale nervosité : hydrothérapie, exercice, distractions, etc., etc.

Tel est, en bloc, sauf quelques variantes, ce qu'on appelle communément *le* traitement de l'asthme. C'est le traitement « omnibus » ; tous les asthmes d'étiologie et de pathogénie si diverses, venus des quatre coins de la pathologie sont mis dans le même sac thérapeutique. Ce traitement réussit-il, tout est bien ; il est tombé à propos, a reconnu « les siens », et il dénonce plus de chance que de judicieux discernement. Echoue-t-il, on s'en étonne un peu, ou beaucoup, car on s'étonne toujours de l'échec d'une médication classique et d'une formule sacramentelle ; mais demain on recommence, et après-demain, et tous les jours c'est le systématique et rigoureux alignement du même traitement univoque.

Et le même esprit de systématisation, d'unification, qui prétend régir la thérapeutique de l'asthme en général, se retrouve dans chacune de ses formes cliniques. Prenons, par exemple, l'asthme « nerveux » ; celui-ci propose l'hypnotisme, celui-là la suggestion à l'état de veille, un troisième la persuasion, cet autre la pure pharmacopée anti-spasmodique, et chacun apporte à l'appui de sa thèse une statistique qu'il juge impressionnante, soit quelque vingt ou trente cas. Mais en asthme une statistique ne prouve rien, ne prouve que *in specie ;* sur des milliers de cas, il est toujours facile d'en trouver quelques-uns, ou un certain nombre, justiciables de ceci, de cela, d'autre chose encore, en un mot de tout moyen inventé ou inventable.

En réalité, il n'y a pas *le* traitement de l'asthme, *un* traitement de l'asthme ; il y en a dix, il y en a cent, il y en a mille, il y en a autant que d'asthmatiques. Je le répète, l'asthmatique est un individualiste à outrance ; il individualise son étiologie, sa pathogénie, sa symptomatologie, et il individualise sa thérapeutique dans sa période d'accès aussi bien que dans sa période intercalaire. Avec lui il faut tenir compte de tout ; cause première, causes secondes, état somatique, dynamique, ambiance physique, morale, contingences sociales, familiales, professionnelles, régime, etc., sans parler de certaines réactions obscures ou de certaines particularités inattendues qui achèvent de lui constituer sa physionomie propre et le spécifient à fond, — et ce ne sont pas les plus petits détails qui ont le moins d'importance. Etant donné la multiplicité des traits qui caractérisent ce visage pathologique, on peut convenir qu'il n'est pas deux asthmatiques qui se ressemblent, et par conséquent deux traitements qui soient identiques. C'est reconnaître par avance toutes les difficultés du problème à résoudre en certains cas, c'est dire quelle complexité et quelle délicatesse se cachent sous l'apparente simplicité d'une cure d'asthme.

Je n'ai pas l'intention de passer en revue toutes les médications de l'asthme et de me livrer au laborieux et stérile dénombrement de ses remèdes, ou soi-disant remèdes. Sous ce rapport, je me ferai un devoir d'être incomplet. Ils sont innombrables, ils sont trop ; chaque jour en voit éclore de nouveaux, que le vent emporte, heureusement. Beaucoup sont inutiles, quelques-uns sont dangereux, et les plus notoires même, les plus classiques peuvent devenir malfaisants, par leur emploi inopportun. Avant de connaître, par exemple, à quelles doses et avec quel médicament associé on peut prescrire l'iodure, on doit savoir tout d'abord s'il convient d'en donner, car il est de fréquentes contre-indications ; et il est plus utile d'être bien fixé sur les indications cliniques de l'arsenic que d'en posséder l'impeccable posologie.

Ce qu'il importe avant tout c'est d'avoir une méthode, une méthode clinique rationnelle, et cette méthode rationnelle est asystématique, éclectique, d'un éclectisme poussé jusqu'à ses dernières limites. Le traitement doit être adéquat au seul cas, à l'individu ; il doit être « unitaire ». S'il n'est de science que du général, il n'est d'art médical que du particulier. On ne traite pas un asthmatique goutteux comme un asthmatique syphilitique, un rénal comme un hépatique ou un intestinal, un asthme nerveux comme un asthme lymphatique, un asthme chez un *fort* comme un asthme chez un *faible*, un obèse comme un maigre, un asthme de la puberté comme un asthme de la ménopause, etc., etc. Et ce ne sont là que les grandes lignes de la médication, les maîtres jalons destinés à orienter le thérapeute ; il reste le travail délicat des fiches individuelles à établir. Ce n'est pas connaître la forêt que se borner à suivre la route qui la traverse de bout en bout ; celui-là seul la connaît à qui tous les chemins, tous les sentiers petits et grands sont familiers. En asthme ce sont les petits sentiers qui importent. Dans le vaste arthritique, que de catégories, que de compartiments ! Que de formes cliniques dans l'asthme tuberculeux ! Que de nuances dans l'asthme hépatique, rénal, ou cardio-hépatique, cardio-rénal ! Ce sont ces catégories, ces compartiments, ce sont ces nuances qu'il faut connaître pour l'utile déduction thérapeutique. Sinon c'est l'incertitude, c'est l'erreur, c'est l'échec.

Avec cette méthode, la seule rationnelle, évidemment délicate et qui demande beaucoup d'expérience et de doigté, je pose en principe que tout asthme *peut et doit guérir*. J'entends l'asthme-névrose, fonction d'intoxication, d'infection ou d'auto-intoxication, quelle que soit la cause initiale, proche ou lointaine, quel que soit le mécanisme pathogénique, c'est-à-dire la très grande majorité des cas. J'en excepte l'asthme-névrite, l'asthme de compression, certaines formes cardio-aortiques, l'asthme chez les *grands* emphysémateux, et encore peut-on notablement soulager en pareil cas. Tout asthme — ces réserves faites — qui ne s'amende pas, ne guérit pas, est un asthme insuffisamment soigné, ou mal soigné, par le médecin ou par le malade. Qu'un médecin commette quelque erreur thérapeutique, cela se voit (!) ; qu'un malade frappe d'inutilité de judicieux conseils médicaux, cela se voit plus souvent encore, trop souvent. Il faut l'intime collaboration des deux, intelligente direction médicale et parfaite obéissance à cette direction ; collaboration permanente, car *une cure d'asthme est une question de temps*, et une question de volonté, de ténacité. Elle est le fruit d'une longue surveillance, d'une discipline toujours en éveil. L'espoir qui rend l'effort joyeux doit aussi le rendre patient ; guérir est à ce prix. Et on peut dire, pour conclure, que si l'asthme est plus difficile à soigner qu'on ne l'enseigne, il est plus facile à soulager et à guérir qu'on ne croit.

Cette seconde partie se divise en trois chapitres :

1° Traitement causal et pathogénique de l'asthme pneumo-bulbaire ;

2° Traitement de l'accès pneumo-bulbaire ;

3° Traitement de l'asthme nasal.

CHAPITRE PREMIER

TRAITEMENT CAUSAL ET PATHOGÉNIQUE

Ce qui fait la difficulté et l'intérêt de l'asthme c'est qu'il touche à toute la pathologie. C'est moins une affection proprement dite du poumon que l'*inscription locale* d'un état général, le réflexe « sur champ respiratoire » d'un trouble proche ou éloigné, interne ou périphérique. *L'effet étant aux poumons, cherchez la cause,* tel est le problème ; et cette cause peut être partout, comme nous l'avons vu, dans l'organisme tout entier, dans ses milieux humoraux et dans chacun des organes ou systèmes d'organes. Cette cause intrin‑sèque, profonde, fondamentale, une fois mise en lumière, ce n'est qu'une partie du problème élucidée : il reste encore à chercher, s'il y a lieu, et à découvrir la cause extrinsèque, accessoire, dont l'ignorance ou la méconnaissance peut infirmer la thérapeutique en apparence la mieux déduite ; et cette seconde tâche n'est pas toujours la plus facile. C'est dire, en un mot, avec quelle méthode, avec quel soin, on doit conduire l'analyse de tel ou tel cas d'asthme. Un asthmatique étant donné, il faut se garder du trop classique et trop aveugle « réflexe de l'iodure » ou de l'arsenic ; il importe avant tout de l'interroger minutieusement, dans ses antécédents, dans les multiples *circumfusa* de sa vie sociale, et il importe de l'examiner *des pieds à la tête*. Ce minutieux interrogatoire et cet examen approfondi sont absolument nécessaires ; sinon, c'est courir les risques — les faire courir ! — d'une thérapeutique « au jugé », légèrement ou fâcheusement approximative. Que d'échecs, évitables, sont dus à des examens trop sommaires !

En dehors des habituels renseignements sur l'âge, sur le début des accidents, sur leur fréquence, leur durée, leur intensité, etc., voici, schématiquement, comment il convient d'examiner un asthmatique.

1° *Antécédents.* — a) Antécédents *héréditaires* d'abord. S'enquérir de l'asthme chez les ascendants, directs ou collatéraux, asthme type, ou asthme nasal, qui peut être de manifestations frustes, non négligeables pourtant. Recueillir tous les renseignements sur les stigmates diathésiques, et sur les maladies familiales, toxiques ou infectieuses, *spécialement sur les maladies hépatiques.*

b) Antécédents *personnels.* — J'ai dit quel rôle essentiel jouent les maladies toxiques ou infectieuses dans la production de l'asthme. Il faut les rechercher avec soin dans les antécédents personnels du sujet en observation. Qu'elles agissent à peu près immédiatement, ou à la longue, elles sont le point de départ du trouble nerveux, de l'hyperexcitabilité générale qui conditionne le spasme local, nasal ou broncho-pulmonaire. L'intoxication peut être causée par le surmenage physique, moral. Retenir enfin, dépendante ou non d'une maladie générale, telle ou telle affection pulmonaire qui a pu laisser un reliquat irritatif ou provoquer une certaine perturbation dans la physiologie de l'organe. *Rechercher soigneusement les troubles hépatiques.*

2° *Circumfusa.* — Je prends ce mot dans une très large acception, désignant ainsi toutes les contingences climatiques, hygiéniques, sociales, etc., etc.

On se renseigne sur le *climat*, marin, terrien. Dans ce dernier cas, montagne ou plaine ? Quel régime de sécheresse ou de pluie, quels vents dominent ? Ville ou campagne ?

Quelles sont les conditions hygiéniques particulières de l'*habitat* ?... Etat du sous-sol ; voisinage d'arbres (platanes, acacias, tilleuls, etc., etc.), ou de plantes asthmogènes ; aération intérieure, surtout de la chambre à coucher. Quels sont les éléments du lit, du traversin, de l'oreiller ?

Quelle est la *profession* ?... Expose-t-elle à de patentes ou à de sournoises intoxications, ou encore à des poussières, à certaines odeurs classiquement asthmogènes ? Est-elle une occasion de surmenage, général, respiratoire ?

Il ne faut pas craindre d'interroger le malade — avec tout le tact désirable, cela va de soi — sur son *état moral*, sur sa pyschologie apparente ou intime, sur ses tares, ses impulsions, etc., etc... A-t-il des tracas d'affaires, des soucis, des chagrins domestiques ? Prendront-ils fin bientôt, ou menacent-ils de s'éterniser ? Questions importantes ; j'ai souvent vu l'asthme éclater au milieu de peines morales, et la thérapeutique échouer en tout ou en partie tant que duraient ces peines. C'est un coin psychique à ne pas négliger, un jardin secret où il faut savoir entrer, dans l'intérêt même du malade. D'une confession bien guidée et bien faite dépendent l'appréciation causale et l'opportune thérapeutique.

3ᵉ *Régime.* — C'est une question des plus importantes à élucider dans ses moindres détails. Combien de repas par jour, et quelle en est la composition chaque fois ? Mange-t-on beaucoup de viande, beaucoup de pain ? Vite ou lentement ? Que boit-on au repas ? Beaucoup de vin ? Quel usage au quel abus du café, du thé ? A-t-on l'habitude des apéritifs, des digestifs, et dans quelles proportions ?... Se méfier de l'alcoolisme bourgeois, sous toutes ses formes, même les plus élégantes.

On le voit, avant d'arriver à l'examen somatique du sujet, les questions à poser sont nombreuses ; et ce serait une erreur de croire que la plupart sont oiseuses, et qu'un tel préambule est inutile. Quand on songe aux bizarreries étiologiques chez certains asthmatiques, et qu'il suffit parfois de modifier ceci, ou de supprimer cela, pour soulager ou guérir sans le secours de la pharmacopée, on finit par apprécier à sa juste valeur tel ou tel détail estimé *à priori* trop mince et dédaigné. Un interrogatoire aussi minutieux répond donc à de réels besoins cliniques et non au pointilleux désir de créer d'inutiles difficultés.

4° *Examen du malade.* — On commence par examiner le nez dont on essaiera la réflectivité locale, la gorge, l'arrière-nez ; puis on ausculte les poumons avec le plus grand soin. Les troubles de l'appareil respiratoire sont-ils positifs, suffisants pour établir un diagnostic, il faut malgré tout continuer son investigation, car nous connaissons l'association fréquente des causalités asthmogènes ; *à fortiori*, bien entendu, si le champ respiratoire est muet.

Passer au système *cardio-artériel.* A partir de quarante ans, interroger surtout l'aorte, surprendre à son début la moindre altération du deuxième bruit. Chercher l'artério-sclérose et mesurer la tension.

Il conviendrait d'examiner systématiquement le taux de l'urée dans le sang, même chez des sujets jeunes. Il est des « urémies mineures » longuement latentes, et qui commencent de bonne heure. J'ai vu, dans certains cas, chez des asthmatiques jeunes — de 25 à 30 ans — le foie et le rein se bloquer brusquement.

C'est le tour de *l'appareil digestif. Examiner surtout le foie.* Est-il sensible, douloureux, congestionné, hypertrophié, et dans quelles proportions ? Bien apprécier l'appareil biliaire. Quel est l'état de l'intestin ? Constipation ou diarrhée ? Entéro-névrose antérieure ou actuelle ? Quelles probabilités d'auto-intoxication ?

Apprécier le fonctionnement *rénal.* L'analyse qualitative des urines — sucre, albumine — est indispensable, et il est encore mieux de faire procéder à une analyse complète : la teneur en urée, en acide urique, en sulfo-conjugés, en principes minéraux, peut fournir d'intéressantes indications thérapeutiques... Se renseigner sur le débit urinaire pendant les crises ; urine abondante et claire, ou rare et trouble ? Suivant le cas, la médication se modifie pendant cette période.

Ne pas négliger l'état de la *peau* : eczéma, psoriasis, cicatrices, reliquats spécifiques, etc. Est-elle sèche ; rugueuse, respirant mal ? Est-elle sensible au contact ?

Enfin il sera être utile d'examiner les *organes génitaux*, surtout chez la femme. Elle peut avoir une rétroversion, une rétro-flexion, un fibrome, etc., etc. On lui a demandé par avance si la menstruation persiste, si elle est régulière, abondante ou non, et quelle relation habituelle il y a entre l'apparition des époques et l'apparition des accès. Prendre garde à l'asthme de la ménopause.

Bref, on le voit, c'est un examen sérieux, complet, approfondi, et c'est alors seulement, à cette condition, qu'on a le droit de conclure à un des diagnostics suivants : asthme hépato-arthritique, nasal, asthme tuberculeux, asthme dyspeptique, asthme cardio-aortique, asthme brightique, asthme *génital*, etc. Et sur ce diagnostic précis s'édifie la thérapeutique rationnelle.

D'une façon générale on peut dire que le traitement doit être : — a) *Causal.* Il faut s'attacher à combattre et à supprimer la cause première, l'intoxication, l'infection, ou l'auto-intoxication originelle, — b) *Pathogénique.* La cause première est ancienne, elle a eu le temps d'agir longuement, d'altérer tel organe ou telle fonction, et cette altération organique ou fonctionnelle, cette « maladie » devient la cause seconde, le moyen pathogénique. C'est ce moyen qu'il faut attaquer, traiter à son tour, la cause originelle disparue ou réduite à l'impuissance. — c) *Anti-spasmodique.* De même que la cause seconde survit à la cause première, de même le spasme local, broncho-pulmonaire, peut survivre à la cause seconde disparue, maladie organique ou fonctionnelle. Il persiste comme une « habitude » vicieuse de réflexo-ataxie pneumo-bulbaire. Parfois le traitement anti-spasmodique passe d'emblée au premier plan, chez certains neuro-arthritiques par exemple, quand l'intoxication arthritique et le moyen pathogénique somatique semblent pour ainsi dire faire défaut ou sont réduits à leur minimum. Pratiquement, en pareils cas, on peut les passer sous silence, et la thérapeutique les ignorer.

Besoin est donc, le plus souvent, de sérier les traitements, de les hiérarchiser. Et il faut savoir adapter la médication non seulement à la variété causale, mais encore aux divers types cliniques de cette variété, et pour chacun de ces types mêmes à l'évolution prévue *pour un temps donné*, de l'affection spasmodique. Il y a là une question d'opportunité thérapeutique, basée sur la causalité, sur le type clinique, sur le temps d'évolution, parfois des plus délicates à apprécier. Opportunité nécessaire au succès final de la cure, et qui comporte une surveillance active du malade qu'il faut avoir « en mains », des examens répétés, et de fréquentes modifications, légères ou profondes, dans la médication. Conseils à distance et traitements à longue échéance ne valent habituellement rien chez les asthmatiques.

Etudions maintenant, suivant le plan causal et pathogénique, la médication propre à chacune des grandes variétés cliniques. Thérapeutiquement, elles offrent de notables différences et certains points de ressemblance. Il est tout d'abord facile de conclure à leur commune prophylaxie générale, étant donné leur commune origine, toxique, infectieuse, et il importe, avant toute autre précaution, d'éviter les intoxications et les infections, dans la mesure où elles sont évitables : professions, hygiène individuelle, contagion, etc.

§ I. — ASTHME NEURO-ARTHRITIQUE

L'asthme neuro-arthritique est le plus important par sa fréquence, et, j'ajoute, le plus intéressant par la variété de ses types cliniques et la délicatesse d'appréciation de ses nuances thérapeutiques. C'est en sachant bien le connaître et bien le traiter qu'on arrive au judicieux traitement des autres formes causales ou pathogéniques ; simple question de plus ou de moins et d'éclectique appropriation.

Voyons d'abord les principes généraux d'hygiène et de thérapeutique dont est justiciable l'asthmatique « idéal », pourrait-on dire, réservant leur application particulière à certains types plus spéciaux, assez nettement définis, et qu'il importe de bien connaître.

Climatothérapie. — Au point de vue climat, on ne peut donner que des conseils très approximatifs, souvent d'ailleurs démentis par les faits, et, pratiquement, rien ne prévaut contre l'expérience personnelle du sujet. Règle générale, on doit défendre le séjour au bord de la mer, de l'Océan surtout. Le climat marin est excitant, et les asthmatiques sont déjà trop largement excités. Pas de bains de mer, sauf exceptions indiquées plus loin. La Méditerranée est mieux supportée que l'Océan et la Manche.

Les trop hautes altitudes, — au-dessus de 1.500 mètres — sont défavorables ; au-dessous l'indication varie suivant le degré d'emphysème. Théoriquement, le meilleur habitat climatique est d'altitude moyenne, ni trop chaud ni trop froid, ni trop sec ni trop humide, à l'abri des vents violents, de sous-sol très perméable.

La ville est-elle préférable à la campagne ? Certains auteurs le prétendent, et peut-être ont-ils raison en ce qui concerne les formes nasales. Tout dépend d'ailleurs de la ville, de sa position géographique, de sa situation près des fleuves, de ses brouillards, de ses fumées usinières, etc., etc.

Ville ou campagne, il est élémentaire d'éviter les endroits où l'on prend habituellement des accès. Il faut les éviter au moins pendant la période de traitement, pendant la cure ; plus tard, les affronter de nouveau sert de pierre de touche à la guérison. Il est souvent difficile de savoir pourquoi tel lieu est asthmogène pour un individu donné ; c'est parfois une action « de bloc » ; d'autres fois, une analyse minutieuse, ou simplement le hasard, fait découvrir, au milieu de tant d'autres, l'humble cause coupable de tout le mal. Supprimée la petite cause, supprimé le grand effet. Un de mes clients, industriel, ne pouvait séjourner dans une grande ville du Centre sans y être en proie à des accès formidables, malgré l'emploi de cigarettes réputées, des bromures et des iodures préventifs. Il m'a suffi de lui interdire les copieux repas du soir

arrosés de champagne — nécessaires à ses affaires ! —
pour lui rendre désormais habitable la ville fatale. Un
autre était sur le point de vendre une propriété de
famille où il passait quelques semaines de la belle
saison, et à laquelle il tenait beaucoup, mais dont le
séjour était troublé par de fréquents accès ; au dernier moment il lui suffit, pour retrouver le repos, de
faire arracher une énorme glycine qui enguirlandait
la grille de son jardin. Par renseignements ou sur
place, c'est une expertise médicale à bien conduire.

On nous demande parfois : « Où faut-il passer l'hiver, où faut-il passer les vacances d'été ? » Il importe
d'être assez réservé dans ses indications et de ne rien
trancher sans appel, du haut de considérations théoriques. Ne pas craindre au contraire d'exposer au
malade la part d'aléas que comporte le conseil donné.
C'est une question de tâtonnements, bien souvent.
Certains asthmatiques sont obligés de chercher longtemps, avant de trouver, la région, la ville ou la
campagne, qui leur conviennent, heureux que leur
indépendance ou leur situation de fortune leur per-
mette ainsi la recherche du bonheur relatif, rarement
absolu. D'autres, après des années de lutte, sont obligés de fuir leur ville, leur pays, et d'abandonner leurs
intérêts, leurs affaires, ou de les porter ailleurs. Il
faut se souvenir des bizarreries de toute espèce propres aux asthmatiques. Quelques-uns se trouvent admirablement bien dans les plus étranges conditions d'habitat, au point que certains thérapeutes avisés recom-
mandent le séjour dans les étables En asthme rien
n'est impossible, mais ces cures stabulaires, qui ne

sont d'ailleurs pas à la portée de tout le monde, me paraissent d'efficacité bien problématique.

Que faire contre les brusques variations de température ? Les éviter dans la mesure du possible... Que faire contre les brusques variations de pression ? Rien, que les subir, en attendant le bénéfice de la thérapeutique rationnelle qui triomphera, en tout ou en partie, de cette hypersensibilité barométrique.

Hygiène. — Dans l'asthme, comme dans tout nervosisme en général, c'est une question importante que l'hygiène *physique* et *morale*.

Les asthmatiques neuro-arthritiques, jeunes ou d'âge mûr, doivent éviter la sédentarité et s'attacher à vivre autant que possible de la vie au grand air. Tous les sports leur sont favorables, à condition bien entendu de ne point aboutir à la fatigue, cause d'accès, ou au surmenage, générateur lui-même d'asthme, par le mécanisme de l'intoxication. Qu'il s'agisse de marche, d'équitation, de bicyclette, d'automobile, de canotage, de chasse ou de jeux sportiques divers, il est une question d'usage, de dose — vitesse, durée, etc., — que le médecin réglera avec soin sur chaque individu. Il en est de même de la gymnastique avec agrès, de la gymnastique suédoise, ou de la gymnastique respiratoire. Ce n'est pas en se claustrant, ni en s'accotant au feu, que ces asthmatiques évitent leurs accès ; au contraire. Les précautions à prendre l'hiver pour les emphysémateux et bronchiteux ordinaires ne sont pas applicables aux asthmatiques, à moins, naturellement, qu'ils ne soient en même temps affectés de catarrhe et d'emphysème. Et même, en ce dernier cas, doivent-ils s'efforcer de s'acclimater, prudemment, aux changements de température ?

Il convient d'éviter les professions exposant aux poussières animales ou végétales, aux odeurs violentes, à certains parfums pénétrants ; j'ai vu des asthmatiques être obligés de renoncer à leur profession, qui avait fini par devenir insupportable et constituer un véritable danger. Il tombe sous le sens que ces poussières, ces odeurs, ces parfums, même extra-profesionnels, seront également évités avec soin. Il faut fuir le danger occasionnel comme le danger permanent. Sous ce rapport, chaque asthmatique choisit son hygiène particulière dans l'hygiène générale, soit spontanément, par fâcheuse expérience personnelle, soit sur l'invitation éclairée du médecin. J'en dis autant de la fréquentation de certains endroits clos, mal aérés, poussiéreux, enfumés : théâtres, cafés, bibliothèques, etc.

Chez lui, l'asthmatique a besoin de pièces larges, hautes, bien aérables, surtout la chambre à coucher où il dormira seul, autant que possible. J'ai souvent conseillé le régime de la fenêtre ouverte, la nuit, et n'ai eu qu'à me louer des résultats obtenus. Et c'est parce que les asthmatiques ont besoin d'air, ont besoin surtout d'une parfaite hématose, et qu'il faut les soustraire à l'intoxication par CO_2 qui semble finalement conditionner l'accès ; c'est pour cela que je suis partisan systématique des libérations nasales, nasopharyngiennes, pharyngiennes, même en dehors de

tout postulat étiologique. Qu'on commence par assurer au sujet la respiration physiologique normale.

Au point de vue *moral*, la vie de l'asthmatique doit
être méthodique et calme ; méthodique, par le judicieux emploi du temps et l'heureux mélange des occu-
pations et des distractions ; l'oisiveté est néfaste, car
elle permet trop la suggestion, la méditation, la « cou-
vade », de son propre mal. Mais pas de surmenage
cérébral, pas de tracas d'affaires ; et surtout pas de
peines dépressives, pas de chagrins intimes, domestiques ou autres. Il faudrait que l'asthmatique *vécût
dans une atmos.' ère de contentement.* Il n'en est pas
toujours ainsi malheureusement, et en pareils cas le
médecin est souvent impuissant, ne pouvant rien, ou
à peu près, sur la cause première. Evidemment il aura
de réconfortantes paroles, saura en appeler à la rési-
gnation, à la sereine philosophie, à l'énergie, faire
en un mot de la « médecine d'âme », mais cette psychothérapie vaudra ce que vaut la volonté du malade.
Parfois nous sommes plus puissants, nous allons plus
loin, car on nous invite expressément à arranger ou
à trancher *de plano* certains conflits moraux, et ce
rôle de conciliateur écouté ou de suprême juge, pour
si flatteur qu'il soit, n'est pas toujours des plus faciles
et des plus agréables à remplir.

Est-il besoin de défendre toute intoxication artificielle, de prémunir contre la triste passion de la morphine, de la cocaïne, de l'éther, etc., etc. ? Quant au
tabac, l'asthmatique a intérêt à fumer le moins possible, et parfois à ne plus fumer du tout. Au point
de vue génésique, il doit être sobre.

C'est de bonne hygiène prophylactique chez les femmes de régulariser la menstruation s'il y a lieu, ou de la provoquer plus abondamment si elle apparaît insuffisante. On peut rendre ainsi de réels services. J'ai déjà dit aux pages précédentes que, dans le plus grand nombre des cas, l'asthme neuro-arthritique ne constituait pas une contre-indication au mariage, et pas davantage à la maternité.

Hydrothérapie. — L'hydrothérapie est d'un emploi très fréquent et très utile. Bottey surtout en a vanté l'efficacité.

La douche *chaude* est d'une indication un peu spéciale sur laquelle je reviendrai plus loin. — La douche *froide* a parfois l'inconvénient de provoquer un accès, ou sur-le-champ, ou quelques moments après, par défaut de « réaction ». Bien tolérée, son action perturbatrice est des plus salutaires. — La douche *écossaise* est, à mon avis, la méthode de choix, et je partage les préférences de Brissaud. Elle est moins brutale que la douche froide et n'a pas ses surprises dyspnéiques. Je la formule habituellement ainsi : jet chaud, 38°, pendant deux minutes, jet froid pendant vingt secondes. Le jet chaud doit être suffisamment percutant, surtout sur le thorax, en avant et en arrière; le jet froid doit être brisé et enveloppant ; le premier constitue surtout une douche locale, appliquée à l'appareil respiratoire, le second est une douche générale qui s'adresse à tout le système nerveux. On en prend dix, quinze, vingt de suite ; on interrompt quelque temps, puis on recommence une nouvelle série, quels que soient l'état de la température et la saison, pourvu qu'on ne soit pas trop près d'une crise ou d'un reliquat bronchitique laissé par elle. — Je ne vois aucun avantage à la douche *en pluie*, à la douche *circulaire*, à la douche *alternée*, celle-ci trop longue et exposant aux refroidissements. Parfois on peut employer la douche chaude rapidement dégradée jusqu'à *tiédeur* quand la douche écossaise est mal acceptée.

A défaut de douches, on conseillera les *bains*, qui seront tempérés — 35° environ, — de courte durée — un quart d'heure à vingt minutes, — et non quotidiens — deux ou trois par semaine. Ils ont l'avantage d'être assez sédatifs et d'assurer le bon fonctionnement de la peau, ce qui est important dans l'asthme.

Pour une raison ou pour une autre, le malade ne peut-il prendre ni bains ni douches, qu'on ordonne des *frictions* légèrement alcoolisées — eau de Cologne, eau de lavande dédoublée, etc., — matin ou soir, ou matin et soir. Elles seront générales, rapidement et énergiquement faites, ou limitées au buste et plus spécialement au thorax. Je les conseille souvent et les fait presque toujours précéder d'un peu de *massage* méthodique, tel que tapotage, pétrissage superficiel ou profond suivant les cas.

L'usage quotidien de l'*éponge* tiède ou froide, ou du *tub* tiède ou froid — froid surtout — est des plus recommandables. Le tub devrait faire partie intégrante de la toilette matinale d'un asthmatique.

Cure hydro-minérale. — Parmi les cures thermales qu'on peut utilement conseiller aux asthmatiques figure au premier rang le Mont-Dore, qui résume à lui seul les indications hydro-minérales de l'asthme neuro-arthritique, *dans toutes ses formes cliniques.* Pour ne citer que des auteurs français, Germain Sée, Jules Simon, Landouzy, Brissaud, Huchard, Grasset, G. Lyon, etc., en parlent avec éloge dans leurs ouvrages, ou l'indiquent comme d'un emploi classique et justifié dans la thérapeutique. « Chez les neuro-arthritiques, dit Brissaud, la cure du Mont-Dore exerce une action remarquablement sédative sur toutes les manifestations de l'asthme broncho-pulmonaire. » Et Landouzy écrit : « C'est en raison des heureux effets de l'association du médicament hydro-minéral et de l'altitude du Mont-Dore que, depuis si longtemps, j'enseigne ne pas connaître pour les asthmatiques de meilleure médication, en tout cas de médication plus désirable. » Ces arguments d'autorité joints aux arguments péremptoires tirés des faits cliniques, les premiers ne faisant d'ailleurs que souligner les seconds, établissent quelle place importante tient le Mont-Dore dans l'outillage médical anti-asthmatique.

Le Mont-Dore a une action triple :

1° Une action générale, anti-diathésique, anti-arthritique due à l'eau ingérée. Du cinquième au huitième jour s'opère une décharge abondante d'urates et d'acide urique ; c'est « la semaine des sables ». *Vers le dixième, douzième jour, commence à s'atténuer cette hépatalgie légère que j'ai signalée chez un grand nombre d'asthmatiques, hépatalgie qui disparaît vers le dix-huitième jour environ, ou peu de temps après la cure.*

2° Une action locale, détersive et sédative, essentiellement anti-spasmodique, par les vapeurs chimiquement médicamenteuses de ses salles d'inhalation.

3° Une action d'altitude — 1.052 mètres, — dont on connaît les effets respiratoires et les effets généraux sur la nutrition.

Réunissant donc les qualités requises de la théra tique rationnelle, — causale, pathogénique, anti- spasmodique, — le Mont-Dore peut et doit être considéré comme un médicament très spécial, sinon spécifique, de l'asthme neuro-arthritique. Deux, trois ou quatre saisons *consécutives* sont nécessaires pour un effet durable ou définitif. J'insiste sur le mot « consécutives » (1).

(1) L'eau du Mont-Dore est gazeuse, bicarbonatée mixte, arsenicale faible, ferrugineuse, et fortement siliceuse. Je ne veux pas m'étendre sur son action physio-thérapeutique, mais je ne crois pas, pour ma part, que ses effets si remarquables dans l'asthme neuro-arthritique soient dus uniquement, et même surtout, à la présence de l'arsenic. Non pas en raison de sa faible teneur, puisque certains auteurs s'en autorisent au contraire pour admettre une plus grande énergie, — hypothèse défendable au point de vue ferments métalliques, dosimétrie — mais simplement à cause des faits cliniques suivants. J'ai vu fréquemment des asthmatiques inutilement traités par les classiques méthodes arsenicales, sous toutes formes et toutes doses, s'améliorer rapidement et guérir au Mont-Dore. Il y a donc autre chose. C'est d'ailleurs une grosse erreur de croire que l'arsenic convient à toutes les variétés d'asthme. « Il n'exerce que peu d'action sur l'asthme essentiel typique », dit Brissaud. C'est absolument mon avis.

Le Mont-Dore agit sur l'asthme, — fait thérapeutique, — et l'asthme, disons-nous, est fonction d'un trouble hépatique, — fait clinique. Il faut donc admettre, par déduction, que l'eau minérale Mont-dorienne agit en certains cas sur le foie, qu'elle répond soit à un stade hépatique, donné, soit à une forme particulière d'hépatisme. Elle semble avoir une action élective sur ces « petits états hépatiques » qui conditionnent les réflexes pulmonaires, l' « explosion pulmonaire ». Agit-elle comme bicarbonatée sodique légère, ou comme siliceuse massive, par la réunion de ces deux élé-

Régime. — Nous savons quel rôle joue l'alimentation — suralimentation, alimentation vicieuse — dans la production de l'arthritisme ; c'est prévoir l'importance considérable du régime chez les arthritiques, et par contre-coup chez les asthmatiques. Voici les indications d'ensemble que l'on peut donner, sous réserves bien entendu des indications particulières, variables suivant l'idiosyncrasie du sujet. Je connais des asthmatiques qui ont des accès par l'ingestion de l'oignon, de l'ail, de la moutarde, employés même à dose minime dans les sauces, du vin rouge même dilué. On a cité d'autre part des cas d'intolérance remarquable pour les œufs. Il est évident que l'empirisme qui les défend a raison contre la théorie qui les permet ou même les recommande, et qu'il faut commencer par supprimer ces poisons asthmogènes idiosyncrasiques, qui agissent à dose infinitésimale, homeopathique (1).

1° *Aliments d'origine animale.* — L'asthmatique sera sobre de *viande* et n'en mangera qu'une fois par jour, à midi de préférence. Toutes les viandes sont permises : bœuf, veau, mouton, porc, volailles diverses, etc. ; mais dans ces animaux sont absolument défendus certains organes spécialisés, tels que cervelle, foie, rognons, thymus (riz de veau), qui sont trop riches en purines et finalement en acide urique. Viande

ments, ou par son complexus total ? Quelle que soit l'explication on peut donner à la spécialisation clinique du Mont-Dore dans l'asthme une base pathogénique

(1) J'ai vu un enfant asthmatique ultra-sensible aux sbstances acidulées ; il ne pouvait sucer un « bonbon anglais » sans avoir un accès, quelques minutes après !

rouge ou viande blanche sera rôtie ou grillée, sans sauces. Pas d'extrait de viande. Peu de *charcuterie* ; peu de *gibier*, gibier·à plumes plutôt que gibier à poils. Pas de venaison.

Peu ou pas de *poissons de mer* ; pas de coquillages, de moules, peu d'huîtres. On usera des *poissons d'eau douce* comme de la viande, une fois par jour. Pas de crustacés, et surtout pas de laitances, très productrices d'acide urique (Minkowski).

L· œufs peuvent être employés sous toutes les formes ; ils n'augmentent pas l'excrétion urique, sauf dans le cas de quantités excessives. Il faut autant que possible varier leur préparation culinaire ; œufs à la coque, au miroir, béchamel, œufs farcis, œufs à la crème, œufs brouillés, omelettes diverses, etc., etc. Le *lait* et surtout les *laitages* sont à recommander. On peut faire usage de *fromages* frais, de fromages « doux » ; pas de fromages fermentés. User du *beurre* avec modération, comme de toute matière grasse animale et végétale du reste. Quelquefois il faut les interdire.

2° *Aliments d'origine végétale.* — On usera à volonté de l'alimentation *hydro-carbonée* dans la mesure des besoins individuels. On pourra donc conseiller les *féculents*, les *sucres*, les farines, le riz, les pommes de terre sous toutes les formes. *Quant au pain on en abuse généralement en France*, où on le considère comme un simple et obligatoire « accompagnement » du repas, mais ne comptant point dans l'alimentation, ce qui est une grave erreur. Préférer le pain blanc moins riche en purines. Employer les soupes de pain,

ou pain et légumes, et s'abstenir des *bouillons* char-
gés de composés xantho-uriques et de toxines.

Certains *légumes* sont à rayer systématiquement de
l'alimentation ; ce sont les haricots, les pois, les fèves,
les lentilles, dont la teneur en purines est considérable. Qu'on soit sobre de tomates et d'oseille. Tous
les autres légumes sont permis : artichauts, choux-
fleurs, céleris, choux, asperges, etc., etc. ; salades
diverses, crues ou cuites.

On s'abstiendra avec soin du cacao, du chocolat, qui
seraient, d'après Armand Gautier, de redoutables
pourvoyeurs d'acide urique.

Fruits à volonté, crus ou cuits, compotes et confi-
tures. On sera sobre de *condiments*, surtout de *sel*
(Delthil, Sédillot).

3° *Boissons.* — La boisson de choix est l'eau pure.
On peut permettre le vin rouge léger, et surtout le
vin blanc, l'un et l'autre largement dilués. A défaut,
une bière légère.

Défense absolue d'user régulièrement d'apéritifs,
de liqueurs diverses, de vins généreux. On sera très
modéré dans l'usage du café et du thé.

Telles sont les prescriptions générales dans lesquelles on puisera pour les cas particuliers. Dans la pratique courante, pour un asthmatique « ordinaire », je
me borne à conseiller le facile régime qui suit :

Petit déjeuner : *soupes de pain et légumes, ou café
au lait.*

A midi : *hors-d'œuvre, un plat de viande, un plat
de légumes, desserts variés, pain modérément.* —

Manger lentement, bien mastiquer. — Eau rougie. — Peu ou pas de condiments.

Le soir : un léger potage au lait, — pain ou pâtes de préférence, — un œuf ou un légume peu abondant, un fruit. Très peu de pain.

Ce régime quotidien est suffisant dans la plupart des cas. Il combat la diathèse causale et il diminue ou fait avorter l'accès nocturne si souvent appelé par le repas trop copieux du soir. C'est donc un régime à deux fins, anti-diathésique, et anti-dyspnéique, visant la cause et l'effet. Un asthmatique *devrait se coucher le ventre vide ;* quelquefois cet idéal s'impose, dans ce cas on prend un five-o'clok substantiel. Il va de soi que ce régime doit s'adapter aux fatigues du sujet ou à ses heures de travail ; s'il travaille la nuit, par exemple, le repas principal aura lieu le soir.

Et en même temps, j'appelle l'attention du malade sur les garde-robes qui doivent être très régulières, quotidiennes. Et malgré cette régularité quotidienne, je conseille toujours *chaque mois,* systématiquement, une purgation légère, saline de préférence, qui sert de balayage, de « ramonage » intestinal. *Ce jour-là diète relative ou sévère suivant le cas.* D'autres fois, deux ou trois purgations légères par mois (1).

Médicaments. — Hygiène, hydrothérapie, cure hydrominérale, régime constituent l'armature essentielle du traitement de l'asthme neuro-arthritique sans

(1) Le régime systématique et sévère de Sédillot s'adresse surtout aux asthmatiques avec gros foie (15, 16, 17 cm.). Dans ces cas bien déterminés il donne d'excellents résultats (L'asthme, uricémie respiratoire spasmodique, d'origine hépatique. J. Sédillot, 1926).

complication et sans indications spéciales. Avec les sujets de cette catégorie, *il faut user sobrement, très sobrement de la pharmacopée ;* j'ai vu des asthmatiques littéralement intoxiqués par un ou plusieurs médicaments donnés hors de proportion ou hors de propos, et le soulagement de la maladie commençait avec la suppression des remèdes. On ne doit donc pas prescrire d'office tel ou tel médicament, parce que « c'est l'habitude », mais prescrire la main forcée, pour ainsi dire d'urgence, lorsque les précautions sus-indiquées auront été démontrées ou préjugées insuffisantes. Alors seulement on a le droit de faire appel à l'*iodothérapie* (iode, iodures, iodiques).

Le médicament le plus représentatif de la thérapie iodée, depuis longtemps classique, est l'*iodure de potassium*, utilisé empiriquement en Amérique (élixir de Green), introduit en France par Trousseau, préconisé par Jaccoud et surtout Germain Sée qui en vulgarisa l'emploi et s'efforça d'en préciser les indications.

Pour G. Sée, l'iode et les iodures constituent des moyens à la fois respiratoires, bulbaires et hypersécrétoires. A ce titre multiple, ils présentent une telle supériorité que l'iodothérapie doit être considérée comme la médication curative non seulement des accès mais de la névrose asthmatique tout entière. Il fait de l'iode un hypersécuteur bronchique, ce qui est admis par la majorité des auteurs, un anti-dyspnéique nerveux périphérique et un anti-dyspnéique comme oxydant du bulbe (?), double assertion assez contestable au moins comme mécanisme proposé.

L'action physiologique des iodures et des iodiques
est variable suivant qu'on expérimente avec des doses
toxiques ou des doses médicamenteuses. Et à propos
de ces dernières l'accord est loin d'être fait, certaines
expériences sont contradictoires, beaucoup de points
sont encore obscurs et rectifiables, et, si la thérapeutique rationnelle se base sur la détermination précise
des indications et des contre-indications, le champ est
encore vaste du pur empirisme clinique. Voici, tirée
des dernières études de G. Pouchet, la compréhension
générale, actuelle, du mode d'intervention de ces
médicaments (1).

Iodures et iodiques exercent une action :

1° *Sur le tissu lymphoïde* qui est énergiquement
stimulé et d'une façon utile avec des doses faibles et
pendant un temps assez court. Avec des doses fortes
ou trop longtemps prolongées on obtient une leucocy-
tose abondante qui peut s'accompagner de phénomènes de transsudation et d'œdème ;

2° *Sur la nutrition* dont les processus intimes reçoi-
vent une suractivité remarquable, comportant une
notable augmentation des échanges et de la désassimilation. La désintégration de la molécule albumi-
noïde s'opère plus facilement et augmente constam-
ment l'azote urinaire total. Les combustions s'effec-
tuent d'une façon plus complète dans l'organisme en
même temps qu'il se produit un véritable drainage
des tissus, et un désencombrement accompagné de
fluidification des exsudats. Enfin il y a habituellement
augmentation du quotient respiratoire ;

(1) G. Pouchet. *L'Iode et les Iodiques*, 1906.

3° *Sur la circulation*, en vertu de phénomènes très complexes, d'analyse souvent contradictoire, qui com. mandent finalement l'abaissement de la tension san‑ guine et modifient le myocarde soit directement, soit en diminuant le travail du cœur ;

4° *Sur la respiration*, par un triple mécanisme. — a) L'hypersécrétion bronchique consécutive à l'hy‑ perémie transsudative a pour conséquence la liqué‑ faction des exsudats visqueux et leur plus facile expulsion, d'où plus active pénétration de l'air dans l'appareil respiratoire et plus actifs échanges gazeux. — b) Plus grande activité de la circulation intra‑pul‑ monaire et par suite résolution des stases veineuses avec élargissement du champ respiratoire. — c) L'ac‑ tivité imprimée à la circulation et aux échanges gazeux diminue la proportion relative de CO_2 contenu dans le sang, d'où résulte une diminution de l'in‑ fluence excitante exercée par le sang sur le bulbe. Cette influence eupnéique sur le bulbe est donc indi‑ recte, et non directe comme l'admet G. Sée ;

5° *Sur les sécrétions et les excrétions*, par hypersé‑ crétion de la plupart des glandes (salivaires, buccales, nasales, lacrymales), et *sur le système nerveux*, mais indirectement par modifications circulatoires, sauf en ce qui concerne l'expérimentation expérimentale chez les animaux.

Notons que l'iode s'accumule dans le foie et dans les reins. L'acidité du tissu rénal favorise le dégage‑ ment de l'iode des iodures, il se produit assez fré‑ quemment une action offensive caractérisée par un certain degré de néphrite. Les femmes et les enfants se montrent particulièrement sensibles à cette influence (G. Pouchet).

De cette action physiologique générale on peut tirer les trois conclusions suivantes qui dominent les indications et la posologie des iodures et des iodiques :

1° S'assurer d'abord de la parfaite intégrité organique et fonctionnelle du foie et des reins. Donner de petites doses chez les femmes et les enfants ;

2° Les conditions idéales d'indication sont représentées par un pouls normal, même un peu fort, par une nutrition générale ralentie, par un état local bronchitique. La thérapie iodurée réalise alors un type de médication pathogénique (anti-arthritique) et de médication locale eupnéique. Une seule indication suffit pour en justifier l'emploi, mais qui sera, de ce chef, plus limité et plus discret ;

3° Ne pas donner de fortes doses, ni continuer trop longtemps l'usage de l'iodure.

Avec de trop hautes doses et un usage trop prolongé peut apparaître l'*iodisme*, syndrome d'intoxication favorisé par certaines conditions de moindre résistance, facilement appréciables du côté des organes, ou tout à fait obscures et inconnues et relevant d'une idiosyncrasie impossible à expliquer. Alors c'est du coryza avec ou sans fièvre, de l'angine érythémateuse, de l'anorexie, des éruptions diverses, etc., etc., pour ne parler que des cas d'iodisme léger. Chaque sujet traduit à sa manière son intolérance médicamenteuse ; c'est lui et non l'agent toxique, dit Pouchet, qui détermine la formule des accidents. Chez les uns, l'intoxication est absolument invariable, quels que soient la forme, la dose et le moment de la médication. Chez d'autres les accidents du début s'amendent par la continuation du traitement. Chez d'autres enfin l'intolérance apparaît brusquement, alors que la médication iodurée était bien supportée jusque-là (G. Pouchet). Le mode d'introduction du composé iodique peut également exercer une influence décisive (1).

Il résulte de ces faits, et de l'ignorance où nous sommes des réactions individuelles vis-à-vis de l'agression iodée, qu'on doit toujours commencer par tâter la susceptibilité du sujet, et qu'il faut savoir au besoin varier la forme et le mode d'introduction du médicament. Et on s'explique maintenant sans peine cet apparent paradoxe — assez fréquent d'ailleurs — que ces iodures et ces iodiques, classiques médicaments de l'asthme, soient asthmogènes le cas échéant en devenant source d'intoxications, et revendiquent « leur » asthme au même titre que toute intoxication. Le mécanisme pathogénique de cet asthme toxi-iodique est habituellement d'ordre nasal ou gastro-hépatique ; il peut être d'ordre rénal.

A côté de cette sensibilité ou de cette hypersensibilité iodique, il y a des cas de tolérance remarquable, ou même extraordinaire. Je connais des asthmatiques qui prennent 2, 3 grammes d'iodure de potassium par jour, depuis des années, sans inconvénients, et il semble que ce médicament leur soit nécessaire comme tonique général et comme eupnéique. Mais à côté de

---

(1) Règle générale, à mon avis, l'intolérance iodique trahit une insuffisance fonctionnelle du foie. C'est un fait que j'ai souvent remarqué chez les asthmatiques.

ces malades rivés au médicament par nécessité, il y a des « ioduromanes » invétérés ; leur asthme est guéri depuis longtemps et ils continuent à ingérer de l'iodure par besoin artificiel, par pure habitude.

La dose quotidienne varie de 0 gr. 50 à 2 grammes, suivant le cas. En général ne pas iodurer plus d'une dizaine de jours par mois, sauf indications spéciales. Employer la classique formule suivante :

Extrait thébaïque......	50 centigr.
Iodure de potassium..........	10 gr.
Eau distillée	200 à 250 gr.

(Une ou deux cuillerées à bouche pendant les repas de préférence).

Réserver l'association habituelle de la lobelie ou du polygala aux formes catarrhales (asthme humide).

Certains asthmatiques emploient l'iodure en lavement, et cette méthode leur réussit (30 gr. de KI dans 200 gr. d'eau : une cuillerée à soupe pour 1/4 de lavement). D'autres tolèrent mieux l'iodure en gouttes d'une solution concentrée qu'en solution ordinaire.

En cas d'intolérance de l'iodure de potassium, essayer l'emploi d'un des médicaments suivants, composés iodorganiques qui peuvent être mieux supportés ; — c'est une question de tâtonnements que le choix du médicament qui convient, — l'iodalose, l'iodone, l'iodipine, le lipiodol. L'*iodone* et l'*iodalose* se prennent par gouttes (V à XV) aux repas. L'*iodipine*, deux à quatre cuillerées à café à 10 % dans du lait ou de la bière (Manquat) (1), ou en injections sous-cuta-

____
(1) *Traité de Thérapeutique.*

nées. Le *lipiodol*, excellent médicament obtenu par Lafay par réaction d'acide iodhydrique sur l'huile d'œillette, préconisé surtout par J. Roux (2) et qui s'emploie en émulsion (2 à 4 cuillerées à café par jour), en capsules (2, 3 par jour), ou en injections sous-cutanées (10 à 20 cmc. tous les huit ou quinze jours). Le lipiodol s'assimile bien et sa longue durée d'élimination (de quelques semaines à plusieurs mois) est d'une importance capitale au point de vue thérapeutique. Il semble convenir aux formules humides de l'asthme et aux bronchites asthmatiques.

On peut essayer aussi la teinture d'iode, et je l'ai vu bien réussir chez des enfants de cinq à huit ans (2 à 5 gouttes aux repas).

A défaut de ces médicaments employer·l'*iodure de sodium*. Son intensité d'action est beaucoup moindre que pour l'iodure de potassium, dont le grand pouvoir pharmaco-dynamique serait dû à sa vertu de double décomposition dans l'organisme. D'après Pouchet, l'*iodure de strontium* jouirait des mêmes propriétés de double décomposition ; aussi le propose-t-il comme un précieux succédané de l'iodure de potassium, pouvant s'utiliser à dose un peu plus élevée que celui-ci.

Sauf réserves déjà formulées, tout ce traitement hygiénique hydro-minéral, diététique, médicamentaux, convient surtout à la forme « sèche » de la maladie (asthme sec) et vise un sujet ordinaire de morphologie *moyenne*. Appliquons maintenant ces indications, avec les variantes nécessaires, à d'autres formes cliniques ou à d'autres types morphologiques, de façon à réa-

(2) Paul Martin *Le lipiodol*. Thèse de Lyon, 1905.

liser autant que possible l'idéal de la thérapeutique individuelle (1-.

Types et formes cliniques

1° *Type fort.* — La division en types fort, moyen, faible, est évidemment arbitraire, mais cliniquement elle est suffisamment représentative et claire ; et c'est l'essentiel. On nuancera comme il convient la thérapie des cas limités, qui ne sont point rares.

Voici un asthmatique vigoureux, le visage coloré, le pouls large et plein, gros buveur, gros mangeur, et, qu'il soit petit ou grand, d'un poids dépassant notablement la normale ; les urines sont habituellement chargées de sédiments uratiques et souvent d'un volume insuffisant. Que faire en pareil cas ?... C'est affaire surtout de diététique : eau aux repas, ou boissons chaudes, suppression absolue des aliments animaux et végétaux riches en purines signalés plus haut, viande une fois par jour, ou même tous les deux jours. Conseiller le régime restreint, ou le régime ovo lacto-végétarien, de façon à ramener peu à peu le sujet au poids normal. Iodurer légèrement.

Cette médication spéciale s'applique naturellement à la femme qui réalise le même type, et elle le réalise surtout au moment de la ménopause. Elle s'applique aussi à l'enfant, quel que soit son âge, à ces enfants trop bien nourris, trop gros, et trop gras, gavés de lait, ou de viande et de pain, de chocolat, etc., etc.,

(1) Dans ces formes communes, de l'asthme on peut aussi essayer la méthode centrothérapique de Bonnier, légers attouchements ignés en certains points de la muqueuse nasale.

et qui sont malades par « excès de santé » . Et dans tous ces cas la cure mont-dorienne rend de réels services.

Le sujet est-il franchement *obèse*, traiter l'obésité suivant la méthode rationnelle qui convient à chaque cas et dans le détail de laquelle je n'ai pas à entrer. J'ai vu nombre d'asthmatiques qui ne commençaient à s'améliorer qu'après un amaigrissement variant de 10 à 20 kilos.

2° *Type faible.* — Voici un asthmatique sans tare somatique appréciable, mais maigre, ayant peu d'appétit et mangeant peu, le pouls hypotendu, le poids au-dessous de la normale, se fatiguant facilement. Que faire en ce cas ?... Je n'hésite pas pour ma part à conseiller une alimentation plus forte, plus substantielle, presque une suralimentation, en employant le système *des petits repas multipliés.* C'est donc une méthode inverse de la méthode précédente, en apparence paradoxale, mais dont le but est le même, dont le résultat est le même, c'est-à-dire le *rétablissement d'un équilibre morphologique, et consécutivement d'un équilibre nerveux.* Et je conseille non pas l'iodure de potassium, mais plutôt le lipiodol associé ou non à l'huile de foie de morue. On peut essayer aussi les arsenicaux suivant le mode d'emploi qui sera indiqué plus loin.

Et cette même méthode tonique je la conseille surtout pour les enfants asthmatiques, gringalets et chétifs, mous, lymphatiques gras et lymphatiques maigres. Pour ceux-là je ne crains point la mer, au contraire, en surveillant le séjour, et je suis partisan de cures salines (Salies-de-Béarn, Salins-Moutiers, Salins-du-Jura associées à la cure mont-dorienne. Donner également l'huile de foie de morue, surtout s'il s'agit de cas limités avec la scrofule. A-t-on affaire à des hérédo-syphilitiques, les traiter en conséquence en choisissant dans l'arsenal ioduré ou iodique ce qui convient le mieux en l'espèce. Au point de vue hygiène pure, conseiller la gymnastique suédoise et la douche écossaise. L'affusion froide matinale est utile, précédée ou non d'un léger massage.

3° *Type nerveux.* — Ce type se rencontre de préférence chez les « moyens » et les « faibles », plus rarement chez les « forts ». Il est plus facile à concevoir qu'à définir exactement, et répond aux cas où la part « nervosité », sans aller jusqu'à la névrose systématisée, est la dominante clinique et réclame plus spécialement l'attention du thérapeute. Il faut traiter ces asthmatiques comme des névropathes, et faire appel surtout à la médication antispasmodique.

Nous avons le choix entre plusieurs médicaments et chacun sera judicieusement employé suivant l'espèce.

a) Les *bromures*, modérateurs du pouvoir réflexe. Employer surtout le bromure de potassium, s'il n'y a aucune contre-indication du côté de l'estomac et du rein, si le cœur est sain et la tension normale ; sinon recourir au bromure de sodium qui se digère mieux, ou au bromure de strontium ou d'ammonium qui ont l'avantage de stimuler le myocarde. Dose 1 à 2 grammes par jour en solution).

b) La *belladone* qui constituait la méthode de choix pour Bretonneau, Trousseau, et dont il importe de surveiller l'emploi. On peut la conseiller sous forme d'extrait et de poudre :

Poudre de feuilles de belladone ⎫
Extrait de belladone ....⎬ àà 20 centigrammes

(Pour 20 pilules : débuter par 1 pilule, donner ensuite 2, 3, 4 pilules par jour) (1).

Ou encore donner l'*atropine* d'abord à la dose quotidienne de 1/2 milligramme (par la voie stomacale), en augmentant progressivement tous les trois jours jusqu'à faire prendre 3 mgr. 1/2 à 4 milligrammes dans les vingt-quatre heures. Continuer l'administration de cette dose pendant quelques jours, puis la diminuer progressivement en faisant durer le traitement de quatre à six semaines (Herzen).

c) La *valériane*, conseillée par Gubler, Brissaud ; le valérianate d'ammoniaque (formule de Pierlot), 2 à 3 cuillerées à café par jour. Usage assez prolongé.

d) L'*antipyrine*, également modérateur du système nerveux, recommandée par Carrière ; il l'indique surtout chez les enfants qui la supportent excessivement bien.

On peut aussi avoir recours à l'électrothérapie. Nefftel applique le pôle positif dans le vagin ; Bresmer le positif à la nuque, le négatif dans le vagin ; Caspari, le positif sur le rachis, le négatif au sacrum. Schmidtz se sert de courant galvaniques appliqués sur le corps thyroïde. Schaffer utilise la faradisation, une électrode appliquée sur le corps thyroïde et l'autre sur le maxillaire inférieur.

(1) La belladone est un remède qui s'adresse par excellence à l'hypervagotonie (C. LIAN).

Chez ces nerveux si accessibles aux causes morales, si facilement en arrêt angoissé sur la crise à venir, il ne faut pas négliger la *psychothérapie ;* ce sont les cas de choix. Il faut les réconforter, les rassurer, faire appel à leur sensibilité, à leur raison (suggestion à l'état de veille, persuasion suivant la méthode de Dubois, de Berne). Ce sont ces malades surtout chez lesquels il faut varier les conseils de tous ordres, varier la médication, qu'il faut avoir bien en mains, car la moindre rechute les décourage et les affole.

Chez eux, le régime a peu d'importance, en règle générale. Varier l'hydrothérapie ; insister surtout sur les bains tièdes, plus ou moins prolongés. Et pas d'iodures ni d'iodiques.

4° *Asthme avec emphysème.* — Dans l'emphysème léger ou moyen, avec ou sans catarrhe, je conseille l'emploi systématique de la douche thoracique chaude, à haute pression, en jet brisé pendant deux, trois, quatre minutes, avec excercices respiratoires sous la douche. C'est un excellent moyen pour augmenter l'amplitude thoracique. Ces emphysémateux bénéficient largement d'un séjour prolongé à l'altitude (1.000 à 1.300 mètres), qui les fait respirer dans un air relativement raréfié, les oblige à exercice respiratoire *actif* et finalement leur donne un gain considérable de capacité pulmonaire. Qu'ils se livrent également ment à la gymnastique respiratoire méthodique, le matin en se levant, le soir en se couchant (séances courtes, mouvements lents afin d'éviter l'essoufflement.

Aux *grands emphysémateux* la plaine convient

mieux que la montagne comme séjour ordinaire, prolongé ; le jeu insuffisant de leurs alvéoles les adapte mal à l'altitude et ils s'y trouvent un peu comme des poissons hors de l'eau. A ceux-là on peut utilement conseiller des séances de *pneumothérapie* (gymnastique respiratoire passive dans l'air comprimé — à simple effet, — ou dans l'air comprimé puis raréfié — à double effet), séances qui seront toujours guidées et surveillées par le médecin (Schlemmer). Utiliser également la *mécanothérapie* d'une façon modérée.

Dans certains cas, un peu exceptionnels, d'emphysème excessif, lorsqu'on admet que l'accès nocturne est sous la dépendance exclusive de l'hypothématose et de l'accumulation de CO_2, on peut essayer la méthode préventive, le « truc » suivant qui m'a donné quelquefois d'heureux résultats. Cette méthode consiste à morceler le sommeil, de façon à empêcher cette hypothématose et cette accumulation gazeuse toxibulbaire par la mise en état vigil, c'est-à-dire en somme par l'appel à la respiration normale. Une demi-heure ou trois quarts d'heure avant le moment fatal de l'accès, on réveille le malade (réveille-matin par exemple) ; il s'assied sur son lit et demeure ainsi un temps déterminé, variable suivant le cas, avant de songer à se rendormir. Méthode désagréable évidemment, pénible même, mais qui peut rendre de réels services. C'est à ces emphysémateux et aux emphysémateux d'intensité moyenne qu'on doit également, à titre préventif, conseiller de se lever lentement, par étapes, de s'habiller lentement, en un mot d'opérer avec de sages précautions la mise en train de

urs forces respiratoires. Chez eux, en effet, la moindre
yspnée d'effort se résout en accès.

Le plus souvent, l'emphysème qui atteint certaines
mites se complique de *catarrhe* (asthme humide), de
énéralisation et d'abondance variables. A ceux-là on
oit conseiller l'emploi « des atmosphères médica-
enteuses avec variations de l'état hygrométrique
uvant atteindre la saturation », pour me servir de
a formule de Brissaud. Il se produit un véritable déca-
age et un véritable pansement de la muqueuse bron-
hique. Ce sont les justiciables et les grands béné-
iciaires de nos salles d'inhalation mont-doriennes,
ur ne parler que de notre traitement local.

Chez ces malades il est utile d'associer la lobelie ou
e polygala à l'iodure de potassium, suivant une des
ormules suivantes :

```
Iodure de potassium.........  )
Teinture de lobelie .........  } ââ   15 grammmes
   —     de datura..........        6    —
Eau distillée ..............        250
```
ne cuillerée à soupe aux repas (Dujardin-Beaumetz).

```
Iodure de potassiun .........  )
Teinture de lobelie ..........  } ââ   10 grammes
   —     de polygala ........  )
Extrait d'opium ............        10 centigr.
Eau distillée .. ...........        300 grammes
```
Une cuillerée à bouche matin et soir (Huchard).

On essaiera également l'iodure d'arsenic :

```
Iodure d'arsenic............        0 gr. 25
Eau distillée ............. .        25 gr.
```
(10 à 20 gouttes, deux fois par jour aux repas).

Si l'affection vient à perdre tout caractère spasmodique, on traitera l'emphysème et le catarrhe post-
asthmatiques suivant les méthodes applicables aux
bronchites chroniques ordinaires.

5° *Asthme avec métastase.* — On sait qu'il n'est pas
rare de noter chez l'asthmatique, dans le cours de sa
carrière panachée de misères pathologiques, l'existence de l'eczéma, du psoriasis, du rhumatisme, des
coliques hépatiques, néphrétiques, de la goutte (1).
Ces accidents ou maladies ne sont en réalité que les
diverses incarnations symptomatiques de la même
diathèse sous-jacente, de l'hépato-arthritisme ; ils se
juxtaposent à l'asthme capricieusement, sans méthode,
ou alternent avec lui d'une façon quasi régulière, ou
enfin coexistent avec lui. Dans les deux premiers cas
on peut les considérer comme des phénomènes métas-
tatiques, comme des équivalences : l'asthme chôme
plus ou moins pendant leur apparition, et ils sont
pour le malade une véritable soupape de sûreté. Je
n'ai pas à étudier le traitement de ces affections qui
relèvent de leur thérapeutique spéciale, indépendante ;
mais quand il s'agit d'asthme, il importe de prendre
les deux essentielles précautions suivantes : toujours
instituer *en même temps* le traitement diathésique, et
ne *jamais guérir brusquement*, brutalement ces affections parasthmatiques utilement dérivatives, mais les
guérir au contraire prudemment, avec une opportune

(1) J'ai vu des « états de mal asthmatique » prolongés et rebelles
à toute médication *guéris* brusquement par l'apparition d'un
« état rhumatismal », sans fièvre, qui durait des semaines, des
mois. Le rhumatisme guéri, l'asthme réapparaissait.
Un accès de goutte apparaissant au cours d'un accès d'asthme
guérit l'asthme.

lenteur. Il ne faut pas fermer violemment cette soupape de sûreté, et il est parfois très sage de la laisser entr'ouverte ; qu'on respecte, par exemple, un eczéma discret et « bien placé », comme un heureux exutoire. Là aussi le mieux est l'ennemi du bien ; j'ai vu des asthmatiques regretter amèrement le temps où ils étaient en possession d'un eczéma de tout repos. Et il est parfois dommage que le médecin ne puisse installer, en le localisant à volonté, ce régime de la porte ouverte.

Chez certains goutteux invétérés on peut envisager l'asthme comme une manifestation goutteuse abarticulaire et le traiter en conséquence. En pareil cas l'accès même relève du *colchique*, tout aussi bien que la manifestation classique du gros orteil.

6° *Asthme associé.* — En dehors des affections de souche nettement arthritique que nous venons de voir, et avec lesquelles l'asthme apparenté s'associe tout naturellemen t, on peut le trouver greffé sur d'autres maladies, et ce sont surtout, comme bien on pense, des maladies nerveuses. Il ne s'agit plus là de la nervosité vague, générale, étudiée plus haut, mais d'affections nettement individualisées, ayant pris rang dans le cadre nosologique : hystérie, neurasthénie, épilepsie, goitre exophtalmique. Et dans ces cas deux hypothèses se présentent, d'analyse délicate : ou bien l'asthme est autonome et vit indépendamment de l'autre maladie nerveuse, ou bien il en dépend comme l'effet de sa cause. Dans la première hypothèse, chaque maladie réclame sa thérapeutique spéciale, la priorité accordée à la violence symptomatique de l'une ou de l'autre, — c'est une question d'opportunité et de mesure, — dans la seconde hypothèse on s'attachera surtout à traiter l'affection causale :

a) *Hystérie.* — On peut avoir de l'asthme « vrai » chez l'hystérique et du « faux » asthme hystérique ; le premier étant une dyspnée avec bradypnée, le second une dyspnée avec tachypnée (1).

Dans le premier cas, on associera l'iodure de potassium ou de sodium, à petites doses, au bromure de potassium ; ou bien on emploiera le traitement par la belladone ou l'atropine. — Dans le second, on ne traitera que l'hystérie suivant la méthode qui convient à chacune de ses formes cliniques. — Dans les deux cas, hydrothérapie adéquate et psychothérapie avec suggestion hypnotique s'il en est besoin.

b) *Epilepsie.* — Associer l'iodure de sodium aux trois bromures. En général traiter l'épilepsie avec le plus grand soin, et en regard négliger l'asthme, sauf exception imposée par les circonstances.

e) *Neurasthénie.* — La neurasthénie est la maladie nerveuse la plus fréquemment liée à l'asthme ; elle lui apporte tout son cortège de stigmates, ou partie seulement, suivant les cas. Tantôt l'asthme précède et le sujet subit peu à peu de la dépression nerveuse à cause de son mal respiratoire dont il désespère de guérir ; tantôt la neurasthénie ouvre la marche, et un beau jour, à la suite d'une émotion par exemple, on

---

(1) J'ai observé chez une jeune asthmatique de 18 ans, sans stigmates hystériques appréciables, trois accès de tachypnée en trois jours. Les accès ont varié d'une demi-heure à une heure et demie, avec 110 à 140 inspirations par minute ! A ces moments, cœur normal, et pas un râle dans la poitrine.

fait brusquement de l'asthme. La synthèse « asthmo-neurasthénie », relève d'une thérapeutique habituellement très délicate, variable naturellement suivant les cas d'espèce qui sont des plus nombreux et qui dépendent de la présence ou de la prédominance de tels ou tels stigmates classiques, des formes frustes, incomplètes, etc., etc. En général, ce sont surtout des « états neurasthéniques » qu'on trouve associés à l'asthme, et non la myolasthénie ou toute autre neurasthénie grave.

Appliquer l'hygiène générale, physique et morale, qui convient à la forme neurasthénique ; de même pour l'hydrothérapie et la psychothérapie. Régime tonique, avec petits repas répétés et peu abondants. En dehors des médications et des médicaments usuels, si variables suivant les cas, et dans la longue énumération desquels je n'ai pas à entrer, je conseille l'emploi de la formule suivante applicable à la fois à l'asthme et à la neurasthénie :

```
Huile phosphorée au millième....   2 cc.
Lipiodal ........................  18 cc.
```

(Une injection de 1 centimètre cube contenant 1/10 de milligramme de phosphore.)

Il va sans dire qu'on aura recherché avec le plus grand soin le trouble organique ou organo-fonctionnel capable d'expliquer en même temps et l'asthme et la neurasthénie. L'a-t-on trouvé, on s'attache surtout à la médication causale.

d) *Maladie de Basedow*. — J'ai vu plus de deux cents fois le goitre exophtalmique associé à l'asthme surtout dans ses formes frustes (1). En pareils cas, il est nécessaire de s'occuper surtout de l'asthme dont les accès augmentent, par gêne mécanique, l'exophtalmie et l'hypertrophie thyroïde. Administrer concurremment l'iodure de potassium et les bromures, prescrire la belladone, hydrothérapie, etc., etc. (2).

Nous allons voir aux pages suivantes l'asthme dans ses rapports avec la *tuberculose*.

Telles sont les principales variétés cliniques que l'on rencontre dans la seule catégorie arthritique. Je dis les principales, car il en est d'autres encore, aussi nombreuses, résultant des diverses combinaisons de ces formes mêmes, combinaisons qu'on peut imaginer à plaisir, mais qui restent toujours en dessous des fantaisies de la réalité. C'est dire quelles difficultés on peut trouver en certains cas dans l'établissement des proportions et dans l'utile dosage thérapeutique.

(1) Exactement 215 cas.

(2) Lorsqu'on soupçonne l'origine thyroïdienne de l'asthme, employer la thyroïdothérapie. Employer de même l'opothérapie ovarienne dans le cas d'asthme présumé nettement ovarien (Léopold Lévi et H. de Rothschild. Société de médecine de Paris, 1910). Ex : Poudre de corps. Thyroïde 1 centigramme (n° 10) ; un cachet pendant cinq jours, repos dix jours, et reprendre cinq jours.

Poudre d'ovaire 0 gr. 10. Prendre un cachet, pendant 10 jours, au début des deux principaux repas.

Y a-t-il insuffisance thyro-ovarienne, prendre pendant cinq jours un ou deux des cachets suivants, et dix jours de repos.

Poudre de corps thyroïde .... 0,01 gr.
Poudre d'ovaire .... 0,10 gr.

Si on est conduit par l'existence d'un syndrome pluriglandulaire à une multiopothérapie, on formulera :

Poudre de surrénale .... 0 gr. 05
Poudre d'ovaire .... 0 gr. 10
Poudre de corps thyroïde .... 0 gr. 02

Un cachet aux deux repas par période de cinq jours (Ségard).

§ II. — Asthme d'étiologie respiratoire

Dans le paragraphe précédent, il est entendu que nous n'avons affaire qu'à une intoxication pure sans trouble organique ou organo-fonctionnel *primitif* : dans ce paragraphe-ci, au contraire, et dans les suivants, nous nous trouvons en présence de causes somatiques nettes, de désordres anatomiques probables ou certains, de véritables maladies qu'il importe de traiter en même temps ou avant tout, suivant le pas que prennent, ou non, les phénomènes spasmodiques sur les autres symptômes. Je ne m'occuperai de ces maladies qu'en tant qu'étroitement liées à l'asthme, naturellement, renvoyant pour le reste aux Traités de médecine ou aux livres spéciaux.

En ce qui concerne l'asthme d'origine respiratoire, suivons l'ordre indiqué au paragraphe IV de la première partie, sauf pour l'asthme nasal renvoyé, comme il est convenu, à un chapitre ultérieur. Et, laissant de côté laryngites et trachéites, aiguës ou chroniques, qui ne jouent qu'un rôle très secondaire, purement occasionnel, et qu'on traitera par les moyens ordinaires s'il y a lieu, j'arrive immédiatement aux trois chefs principaux suivants :

1° **Adénopathie bronchique.** — Trois cas peuvent se présenter comportant chacun une ligne de conduite un peu différente :

a) *L'adénopathie est considérable, l'asthme est rare ou léger* (nous savons avec Comby que ce ne sont pas les grosses adénopathies qui sont le plus spasmogènes). En pareils cas négliger complètement l'asthme et ne s'occuper que de la masse ganglionnaire qu'on traitera suivant les méthodes classiques. Cure thermale à la Bourboule.

b) *L'adénopathie est moyenne et moyen l'asthme.* — Traiter alors, *simultanément*, l'affection causale et son effet spasmodique. S'occuper du lymphatisme sous-jacent : bords de la Méditerranée en hiver, huile de foie de morue, lait iodé (10 cg. par litre) chez les enfants à la mamelle, etc.

Donner l'iodure de potassium, ou de sodium, alterné avec le bromure, ou mélangé avec lui. Ou alterner l'usage des iodures avec la teinture de belladone (V à XX gouttes).

c) *L'adénopathie est légère et l'asthme domine la scène.* — Traiter l'asthme d'une façon exclusive, au moins temporairement, et de ne s'occuper de l'état local et de l'état général qu'au point de vue régime qui doit être tonique. Donner le bromure de potassium, la belladone, le bromoforme.

Dans les deux dernières hypothèses le Mont-Dore rend des services, surtout s'il y a en même temps une tendance à faire de la bronchite.

2° Bronchites et emphysème. — A la longue, l'asthme amène de l'emphysème et du catarrhe et ceux-ci, à leur tour, entretiennent l'asthme ; c'est un cercle vicieux dont il est parfois très difficile de sortir. En pareils cas, il faut toujours traiter *simultanément* les deux éléments, spasmodique et catarrhal, en proportionnant la médication principale à la prédominance, permanente ou passagère, de celui-ci ou de celui-là.

Les bronchites *sibilantes* d'emblée, c'est-à-dire sans accès antérieure, doivent être immédiatement traitées comme on traite l'asthme et non comme des bronchites catarrhales ordinaires ; sinon elles s'éternisent. Il importe donc de faire rapidement le diagnostic utile, et d'avoir exactement la même attitude thérapeutique en face de ces bronchites « anté-paroxystiques » qu'en face des bronchites post-paroxystiques.

Les bronchites *catarrhales chroniques* avec asthme *consécutif* sont fréquemment de nature suspecte ; nous allons les retrouver dans les scléroses. Mais en admettant qu'elles soient idiopathiques, de rapport nul ou douteux avec la tuberculose, le traitement reste sensiblement le même et je l'indiquerai aux lignes suivantes.

Enfin, quant aux reliquats *asthmogènes* laissés par pneumonies, broncho-pneumonies, congestions diverses, etc., il faut les traiter énergiquement quand ils sont en possibilité de régression, à l'état d'épine « semi-vivante » ; sinon, leur maximum de régression réalisé, « épine morte » définitive, on doit se borner à la thérapie des accidents spasmodiques sans perdre son temps à s'occuper de ces noyaux d'inattaquable sclérose (1).

3° **Tuberculose pulmonaire**. — La thérapeutique de l'asthmo-tuberculose est souvent d'appréciation délicate ; elle varie selon le degré de la tuberculose, ses

(1) C'est dans les cas de ce genre qu'on peut le plus utilement essayer la méthode d'Ephraïm (de Breslau) : pulvérisations intra-trachéales, à travers le tube bronchoscopique, de novocaïne et d'adrénaline au 1/1000.

Les désinfectants bronchiques rendront également des services, tels que le pneumobiol, le goménol.

formes cliniques, l'état général du sujet, l'intensité des phénomènes spasmodiques.

a) La *phtisie commune* asthmogène, quelle que soit la période, — germination, induration, ramollissement, — relève du traitement arsenical, lequel appartient à la thérapeutique causale ; c'est l'indication de choix. Il ne faut pas donner d'iodures ni d'iodiques en pareils cas.

On formulera donc la liqueur de Fowler (V à XX gouttes) suivant la méthode ordinaire : commencer par une dose faible, l'élever progressivement, la maintenir quelques temps, puis diminuer. On peut l'administrer par la voix rectale, comme l'indique Ch. Vinay et J. Renault ; elle est aussi bien tolérée. — Ou bien on usera de la liqueur de Pearson, ou des granules d'arséniate de soude, aux doses connues.

S'il y a lieu, on aura recours au cacodylate de soude soit en injections sous-cutanées, soit en injections rectales suivant la méthode de J. Renault (0 gr. 30 pour 200 gr. d'eau, 5 cc. deux fois par jour pendant six jours, puis trois fois pendant six autres jours puis repos pendant cinq jours, et reprise de la série).

Ou mieux encore : on peut employer l'arrhénal, qui a l'avantage de s'administrer aussi bien par l'estomac qu'en injections sous-cutanées : 2 ou 3 centigrammes par jour. Le traitement ne doit pas être continué plus de quinze jours.

Qu'il s'agisse de liqueur de Fowler ou de Pearson, de cacodylate ou d'arrhénal, les indications sont les mêmes ; elles visent l'anorexie, l'anémie, la dyscrasie consomptive, et encore une fois s'attaquent à la cause

générale sans atteindre directement l'effet spasmodique. Son emploi est indiqué aussi bien chez les
adultes que chez les enfants ; il alterne ou s'associe
avec les autres médications usuelles.

b) Dans la *tuberculose torpide* — lésions locales
limitées, état général assez satisfaisant, pouls suffisant
en nombre et en pression — s'adresser encore de préférence à la médication arsenicale. Mais on peut l'alterner avec l'iodure de sodium, et au besoin avec l'iodure de potassium à doses faibles et d'un emploi surveillé.

Au besoin, administrer l'iodure d'arsenic :

> Iodure d'arsenic............... 0 gr. 18
> Extrait de ciguë.............. 2 gr.

(Pour 30 pilules, 1 à 3 par jour, Green).

c) Dans la forme *fibro congestives*, pas d'iodures.
Recourir à la médication arsenicale, mais à doses
moindres que dans les formes précédentes.

d) Dans les formes *fibreuses chroniques* avec sclérose et emphysème variables, avec élément catarrhal
plus ou moins abondant (ce sont aussi des formes de
guérison, post-tuberculeuse) on peut alterner les arsenicaux avec les iodures et je n'hésite pas à recommander ceux-ci de préférence à ceux-là. J'ai vu de
fortes doses d'iodure de potassium — 2, 3 grammes
par jour — non seulement bien tolérées, mais suivies
en pareil cas d'effets sédatifs remarquables que
n'avaient pu produire des doses plus faibles. D'ailleurs, je suis de l'avis de Manquat qui, en règle générale, n'a pas la systématique « terreur » de l'iodure
dans la tuberculose. C'est une question de proportion

et de mesure. — Dans ces mêmes formes, J. Roux a obtenu de bons résultats de l'emploi du lipiodol.

Ces deux dernières formes, fibro-congestive et fibro-scléreuse, sont avantageusement justiciables du Mont-Dore, médication anti-congestive et anti-catarrhale.

e) Quant aux *compressions* d'ordre tuberculeux, ou à l'asthme « névritique» par inflammation ou tiraillement du pneumogastrique, nous les retrouverons plus à leur place et plus utilement à propos du traitement de l'accès, de l' « état de mal ».

J'ai déjà dit, avec Piéry, qu'un asthme chez un tuberculeux n'était pas forcément un asthme tuberculeux, et on conçoit au point de vue thérapeutique l'importance du diagnostic différentiel. Chez certains tuberculeux guéris, ou en voie de guérison, la suralimentation prolongée peut amener l'asthme uricémique, arthritique qu'il faut traiter comme tel, avec les ménagements que comporte l'affection ancienne ou encore persistante. D'autre fois, au lieu d'asthme uricémique pur, il s'agit d'asthme mixte, par intoxication greffée sur infection. On recommencera alors par revenir à une dose alimentaire plus sage, et pour le reste on établira la médication d'après la forme clinique de la tuberculose en évolution. Dans ces diverses hypothèses, la tactique curative vise la dominante causale.

§ III. — ASTHME GASTRO-HÉPATO-INTESTINAL
ASTHME DYSPEPTIQUE

Admet-on que l'asthme soit d'origine *stomacale* on institue le régime alimentaire convenable ; on combat par les moyens appropriés la dilatatio de l'estomac, la pneumatose et les fermentations stomacales. C'est la pure médication causale, si variable suivant le cas, dans les détails de laquelle je n'ai pas à entrer ; je renvoie aux traits spéciaux.

Le *foie doit* être bien surveillé chez les asthmatiques, quels qu'ils soient. J'ai dit avoir rencontré fréquemment l'hépatalgie chez les asthmatiques ordinaires, arthritiques, hépatalgie légère ou assez vive, qu'il faut chercher, provoquer et qui ne s'accompagne habituellement pas de congestions cliniquement appréciables. Dans certains cas, lorsque cette congestion est nettement percutable, hépatalgique ou non, je conseille de faire précéder la cure du Mont-Dore d'une cure à Vichy ; à plus forte raison ces cures associées sont-elles indiquées quand le malade est en même temps en puissance de lithiase — coliques récentes ou imminentes. Par ailleurs le traitement des accidents spasmodiques du foie ou du poumon est à peu près identique ; hygiénique, diététique, et même médicamenteux puisque l'iodure de potassium — 0 gr. 50 à 1 gramme par jour — s'emploie dans la période intercalaire des coliques. C'est en réalité le traitement général de la diathèse arthritique.

On peut dans ces cas essayer l'emploi prolongé de la teinture d'ipéca (20 à 30 gouttes, 4, 5 et 6 fois en vingt-quatre heures, suivant la tolérance de l'estomac). — Le sulfate de soude, le calomel, la teinture de boldo, la boldine rendront des services.

J'ai déjà expliqué comment, dans l'asthme ordinaire l'*intestin* pouvait être occasionnellement la cause d'un accès nocturne et j'ai conseillé, avec d'autres auteurs, le repas réduit du soir ou même la suppression de ce repas pour éviter le réflexe entéro-pulmonaire. Mais s'il apparaît que l'intestin, au lieu d'être une simple cause occasionnelle, seconde, soit la cause première, il faut agir en conséquence et traiter comme il convient les troubles fonctionnels de cet organe. On combat la constipation d'origines si variées, générales, locales, de mécanisme si complexe, et on débarrasse l'intestin de ses diverses fermentations ; c'est, en somme, la médication anti-toxique à laquelle on est toujours obligé de revenir, quel que soit le point de départ. Y a-t-il entéroptose, on conseille le port d'une ceinture abdominale qui m'a donné parfois d'excellents résultats. Dans l'entérite, dans l'entéro-colite muco-membraneuse on institue la thérapeutique convenable pour laquelle, encore une fois, je renvoie aux traités spéciaux ; dans ces cas, les cures de Châtel-Guyon ou Plombières et du Mont-Dore s'associent fort utilement. Les vers intestinaux, s'il y a lieu, seront combattus par les moyens ordinaires.

J'ai vu certains cas d'asthme violent, continu ou discontinu, associé à l'entéro-névrose, aboutir à une dénutrition et une asthénie profondes. Le malade, très amaigri, et déprimé plus encore au point de vue physiologique et psychique, a toutes ses fonctions en souffrance et sa vie se réduit peu à peu au minimum des actes végétatifs (1). C'est la *cachexie asthmatique* dont

---

(1) L'amaigrissement chez les asthmatiques peut avoir des causes, très diverses : Voir « de l'amaigrissement chez les asthmatiques » Moncorgé (*in Archives Générales de Médecine*, 1897).

parle Brissaud et qu'il rapproche de la cachexie épi-
leptique. Cette misère physiologique spéciale est due
parfois à la violence et surtout à la continuité des
accès, à l' « état de mal » qui aboutit finalement à
l'anorexie forcée d'abord, volontaire ensuite ; le
malade ne peut pas manger parce que son diaphragme
tétanisé comprime son estomac, et il ne veut plus
manger parce que l'estomac en digestion gênant le
diaphragme augmente la dyspnée. Mais j'estime que,
le plus souvent, la cachexie est d'ordre intestinal primitif (entérite, entéro-colite conditionnant les symp
tômes pneumo-bulbaires et neurasthéniques), et c'est
en m'orientant sur cette piste, et laissant de côté le
phénomène spasmodique pour ne me préoccuper que
de la médication causale (séjour prolongé au lit,
régime approprié, etc., etc.) que j'ai pu enfin triompher d'accidents sévères qui, résistant à toute autre
thérapeutique, paraissaient compromettre à brève
échéance la vie même du malade. Et, formulant à ce
propos une réflexion générale, on peut dire qu'il est
des asthmatiques dont il faut savoir négliger l'asthme,
au moins temporairement ; c'est perdre son temps que
de s'en occuper. Plus tard, l'estomac, le foie, l'intestin irrités, si l'asthme survit encore à la médication
ratio.nelle et méthodique, — l'effet ne disparaît pas
immédiatement après sa cause disparue, ou des raisons obscures maintiennent l'élément spasmodique —
plus tard la névrose relèvera de sa thérapeutique ordinaire (1).

(1) La cachexie asthmatique s'observe chez les enfants comme
chez les adultes. — On peut l'observer également dans certains

J'ai admis un peu théoriquement, sur la foi de l'expérimentation physiologique, que les troubles fonctionnels de chacun de ces trois organes envisagé isolément pouvaient causer l'asthme. La réalité clinique est habituellement plus complexe, la triade organique intimement liée et solidaire fonctionne synergiquement dans l'acte digestif normal et pathologique, et la plus banale constipation, par exemple, peut dépendre d'une insuffisance hépatique ; la dyspepsie est donc un trouble général plus qu'étroitement localisé, et l'*asthme dyspeptique*, unité symptomatique, est le produit de diverses collaborations segmentaires, de proportions variables. C'est une thérapeutique d'ensemble qu'il faut instituer, et celle-ci ne diffère guère, sauf quelques variantes secondaires, de la thérapeutique générale du neuro-arthritisme : hygiène, régime, etc. A ne viser que la diathèse, on améliore forcément l'appareil digestif ; à ne viser que celui-ci, on traite indirectement la diathèse. Quel que soit le point de vue théorique adopté, les résultats thérapeutiques se ressemblent singulièrement et le bénéfice est sensiblement le même.

§ IV. — ASTHME CARDIO-ARTÉRIEL

La remarque faite à propos des rapports de l'asthme et de la tuberculose s'applique tout aussi bien aux maladies du cœur ; tout asthme chez un cardiaque

cas de cholecystite chronique, calculeuse ou non calculeuse, patente ou latente. En pareils cas, si le traitement médical rigoureusement appliqué a échoué, et que persiste l'état de mal avec dénutrition inquiétante, il ne faut pas hésiter à recourir à l'intervention chirurgicale (Moncorgé ; Asthme et Foie biliaire, Lyon Médical, 1927).

n'est pas forcément un asthme cardiaque, et il y a là
un diagnostic différentiel important à établir pour la
conduite thérapeutique. Traitement ordinaire pour
l'asthme ordinaire avec les ménagements imposés par
la coexistence d'une lésion valvulaire, traitement
causal s'il s'agit d'asthme cardiaque, et j'entends par
là un asthme « vrai » symptomatiquement, c'est-à-
dire avec ses éléments caractéristiques habituels, et
non point telle ou telle dyspnée cardiaque plus ou
moins asthmoïde dont l'étude ne rentre pas dans le
cadre de cet ouvrage. C'est, évidemment, un second
diagnostic à poser, moins important d'ailleurs que le
premier, l'un et l'autre cas, en pareille hypothèse,
commandant une médication symptomatique.

Cliniquement on peut dire que, règle très générale,
une affection *mitrale* bien compensée, insuffisance ou
rétrécissement, ne provoque pas l'asthme ; s'il y a
coexistence, il faut chercher ailleurs la cause originelle, et ne point molester un cœur qui n'a que faire
de remèdes. Dans un certain nombre de cas de rétrécissement mitral, notamment, je me suis bien trouvé
d'envisager ainsi les causalités. Par contre, un cœur
qui *commence* à fléchir est nettement asthmogène, et
l'asthme, en pareille occurence, doit être considéré
comme un signe avertisseur. On se hâtera donc vers
la thérapeutique nécessaire.

L'asthme se rencontre dans la *myocardie* au début,
ou légère, et relève du traitement causal.

Les affections de l'*aorte*, le rétrécissement et surtout
l'insuffisance, sont classiquement asthmogènes. Quand
la lésion valvulaire est nette, avec souffle diastolique

plus ou moins fort, ou même quand un deuxième
bruit éclatant trahit une sclérose évidente, le diagnostic est aisé et appelle la thérapeutique usuelle sur
laquelle je n'ai pas à insister. Mais il est des cas plus
difficiles et plus intéressants par leurs difficultés
mêmes, d'interprétation délicate et qu'il importe
pourtant de débrouiller immédiatement dans le grave
intérêt du malade. Voici un homme ou une femme
entre quarante et cinquante ans, avec les belles et
robustes apparences d'un neuro-arthritisme florissant,
et de l'asthme depuis quelques mois ou quelques
années, asthme de type absolument classique. L'examen somatique du sujet ne revèle rien d'anormal aux
organes, rien sauf un deuxième bruit aortique, non
point parcheminé, mais d'une tonalité légèrement
élevée, ou, au contraire, un peu abaissée, sourde,
comme un bruit « détimbré ». Qu'on se méfie, et
qu'on s'empresse de faire le diagnostic sur cette
nuance d'auscultation ; sinon, le malade mal dirigé
ou insuffisamment soigné nous revient quelques
années après avec une aortite confirmée et incurable.
Bien qu'il s'agisse en réalité d'une période d'évolution où l'arthritisme passe de la phase vaso-congestive à la phase vaso-trophique, il faut se garder de
poser en pareils cas le diagnostic d'asthme arthritique
pur et de traiter en conséquence : ce serait peut-être
suffisant pour l'asthme, au moins temporairement,
mais d'une trompeuse sécurité pour l'avenir. Il faut
voir plus loin que l'asthme, et, saisir derrière le voile
de ce bruyant symptôme la sournoise installation de
l'aortite de demain. L'asthme n'est que le premier

épisode apparent d'un drame secret qui se jouera infailliblement avec toutes ses péripéties si l'on n'y met préventivement ordre, et l'ordre c'est l'hygiène sévère physique et morale, la sévère diététique avec usage du lait, l'ioduration systématique, méthodique, prolongée, toutes précautions qui dépassent largement les limites d'un simple incident spamodique. Le problème à résoudre est donc celui-ci : diagnostiquer l'aortite à sa phase de pré-sclérose ou de sclérose légère, à sa « période asthmatique », le syndrome pneumo-bulbaire étant signe d'alarme.

L'asthme, on le sait, peut être fonction d'*artério-sclérose*. Quand celle-ci est à la période d'état, le diagnostic est facile et la thérapeutique opportune suit naturellement. Mais il en est autrement pour les cas-limites, pour l'asthme symptomatique de pré-sclérose, et le même raisonnement et la même tactique exposés plus haut trouvent leur place ici comme ils la trouveront au paragraphe suivant. Au reste pré-sclérose ou sclérose, troubles vaso-trophiques généralisés, la première n'étant qu'une étape de la seconde, se réclament de la même genèse lointaine, des mêmes causes accumulées, et les entités nosologiques, créées d'ailleurs un peu arbitrairement, ne sont que des variantes symptomatiques imprimées par telle ou telle localisation prédominante, artères, aorte, organes divers.

§ V. — Asthme rénal, cardio-rénal

Un mot seulement à propos de l'asthme rénal, car je n'ai pas à l'envisager ni dans l'urémie, ni dans le mal de Bright confirmé, ce traitement intercalaire relevant de la thérapeutique générale des maladies du rein, laquelle est en dehors du cadre de cet ouvrage.

Mais j'ai à l'envisager en tant qu'asthme « ordinaire », ou supposé tel, à cette période critique d'apparente « essentialité », qui peut précéder de *plusieurs années*, — j'en ai observé bien des exemples, — l'apparition d'un bruit de galop ou de l'albumine. Là aussi il faut établir un diagnostic précoce, voir derrière et plus loin que le simple accident spasmodique, et conclure immédiatement à la thérapeutique utile : hygiène sévère, diététique, lait, ioduration prolongée, mais à petites doses, etc. Le diagnostic n'est pas toujours aisé et on peut avoir de légitimes hésitations ; le meilleur guide est la tension du pouls qui commence à dépasser la normale, et se maintient entre 17, 18 environ. Même en dehors de tout autre signe, c'est un avertissement dont il importe de tenir compte. Un peu plus tard apparaissent les « petits signes » du mal de Bright sur lesquels le diagnostic s'affermit, plus facile à ce moment. Plus tard encore une certaine tendance au bruit de galop lève tous les doutes, si l'on en avait. Mais ce sont là après tout des manifestations relativement grossières qu'il faut savoir ne pas attendre, car c'est perdre un temps précieux au grand préjudice du malade. Retenons ceci : à partir d'un certain âge, la cinquantaine environ, et toute autre cause écartée par ailleurs, l'asthme avec hypertension, même légère mais permanente, « sent » la néphrite. Cette prévision admise, les urines sont à surveiller systématiquement. A de longs intervalles, avec de longues trèves, le même individu peut faire de l'asthme « hépatique », puis de l'asthme « hépato-rénal », et enfin de l'asthme « rénal ». L'intoxication sous-jacente aboutit au même symptôme clinique par un mécanisme différent.

§ VI. — ASTHMES TOXIQUES OU INFECTIEUX DIVERS

Tout asthme est à base d'intoxication, d'infection, ou d'auto-intoxication. Le type d'auto-intoxication est représenté par l'arthritisme, le type d'infection est représenté par la tuberculose, mais il est d'autres intoxications, d'autres infections dont il faut, thérapeutiquement, tenir compte. Je me borne à les signaler : leur rôle asthmogène possible ou probable, exclusif ou associé, invite tout naturellement à établir la médication causale.

Y a-t-il *saturnisme*, cause rare d'ailleurs, instituer le traitement du saturnisme ? *Impaludisme*, comme Eichorst et moi-même en avons observé des exemples, donner la quinine suivant les méthodes habituelles. Dans la *syphilis*, par une ioduration plus massive et plus prolongée, je me suis bien trouvé de viser la diathèse spécifique derrière l'accident pneumo-bulbaire (1).

Dans deux cas d'asthme avec rhinite à *streptocoques*, A. et F. Boucheron ont obtenu d'excellents

(1) Avant de soigner spécifiquement l'asthme chez un syphilitique, il faut bien s'assurer de l'intégrité fonctionnelle de son foie, sinon on risque d'aggraver cet asthme par intoxication médicamenteuse, ce que j'ai vu plusieurs fois. La médication pathogénique prime la médication étiologique.

résultats avec les injections du sérum antistreptococcique de Marmorek.

Dans l'asthme *diabétique* le diabète sera soigné par les moyens ordinaires. Schlemmer a publié de remarquables observations d'asthme diabétique traité avec succès par le Mont-Dore.

Dans chacun de ces cas, le traitement sera successivement, s'il y a lieu, *hémato-bulbaire*, si l'on ne s'adresse qu'à la cause générale : *organo-bulbaire*, si l'intoxication ou l'infection s'est inscrite sur un organe ou un système d'organes ; *anti-spasmodique*, si la perversion pneumo-bulbaire survit à la double médication causale méthodiquement appliquée.

Telle est la thérapeutique hier classique. Elle l'est encore dans son ensemble ; mais j'estime que cette médication dite de « fond » établie sur les iodures, l'arsenic, la belladone, alternée ou non, est aujourd'hui périmée ; qu'elle doit être reléguée au second plan et n'être employée épisodiquement d'ailleurs, que dans certains cas spéciaux. Enfin des théories nouvelles ont engendré de nouvelles médications, de valeur d'ailleurs inégale, et dont quelques-unes n'ont pas subi l'épreuve du temps. Je les indique sommairement, renvoyant pour les détails techniques aux auteurs qui se sont particulièrement occupés de la question (1).

Ces méthodes thérapeutiques s'inspirent de nos connaissances sur l'anaphylaxie et la colloïdoclasie, et

(1) Heckel : *Journal médical français*, 1920. — Segard : *Médecine pratique*, 1921. — Ameuille et Bordet : Asthme, dans le *Traité de Pathologie médicale et de Pathologie appliquée*, 1922. — F. Claude : L'Asthme, conception pathogénique actuelle, 1926. — J. Galup et Segard : Pathogénie et Traitement de l'Asthme, 1927.

ont pour base la désensibilisation, soit spécifique, soit para-spécifique, soit par choc ou par clasie.

La désensibilisation spécifique consiste, au moyen de doses, lentement progressives, à supprimer l'état de sensibilisation de l'organisme, c'est-à-dire à lui rendre une tolérance normale vis-à-vis de la substance primitive nocive. Et suivant les cas, on a recours soit aux injections vaccinales, avec cuti-réactions témoins, soit à l'ingestion alimentaire ou médicamenteuse, à doses préparantes et amortissantes. La première méthode est employée principalement en Amérique, surtout dans le hay-fever, et nous la retrouverons à propos de l'asthme nasal ; en France, Pasteur Vallery-Radot, Pagniez, Haguenau, viennent de proposer une technique un peu différente, celle des cuti-réactions répétées quotidiennement pendant plusieurs semaines. C'est ainsi qu'on a tenté de vacciner dans l'asthme dû à l'ipéca (Widal), dans l'asthme dû au cheval, dans l'asthme provoqué par certains duvets, certaines poussières (protéines animales, protéines végétales).

Quant à la seconde méthode — désensibilisation alimentaire ou médicamenteuse — le principe est de faire absorber d'avance une quantité infinitésimale de l'aliment incriminé, qu'il s'agisse d'œufs, de lait, poisson, crustacés, ou du médicament nocif, tel qu'antipyrine, aspirine, etc., etc.

Aux anaphylactisés par la viande, Pagniez, Pasteur Vallery-Radot, Joltrain donnent, une heure avant le grand repas carné, un cachet de 0 gr. 50 de peptone ; Billard un bol de bouillon de viande ; Cordier 10 gr. de peptone en lavements.

Les vaccinations se font également par *vaccins bronchiques autogènes*, dont le vaccin de Minet nous semble le meilleur type ; par *vaccins bronchiques hétérogènes*, tel que le vaccin antigrippal de l'Institut Pasteur ; par *stock-vaccins intestinaux* (Dcenysz). On mélange parfois les microbes bronchiques aux microbes intestinaux.

On peut employer également les méthodes sérothérapiques, soit qu'on ait recours à l'*auto-sérothérapie* (Flandin), soit à l'*auto-hémothérapie* (Ravaut).

Quant à la méthode de choc, de *clasie*, diverses substances ont été employées. La peptone en injection intra-veineuse produit un choc utile, appliquée en certaines conditions et maniée avec prudence. Elle n'agit pas d'ailleurs spécifiquement, et d'autres substances ont été injectées dans le même but, produisant les mêmes effets, telles que des solutions de cristalloïdes : sérum salé isotonique (Widal en a rapporté des exemples), hyposulfite de soude (Ravaut), carbonate de soude (Sicard).

Les injections d'huile camphrée elle-même ont de bons effets sur l'instabilité humorale (Kopaczewski).

Encore une fois ces méthodes sont de valeur inégale. Ingénieuses et originales dans leur nouveauté, intéressantes par leur répercussion dans le domaine de la thérapeutique générale, elles n'apportent le plus souvent aux asthmatiques que des rémissions, des améliorations passagères qui ont évidemment leur prix. Mais il faut les reprendre, les répéter, et on ne saurait les considérer d'ores et déjà comme des cures e fond. Ce ne sont que des cures mono-symptomaiques et accessoires.

Enfin Schilling et divers auteurs allemands précoisent la rœntgenthérapie. Et s'inspirant de concepions pathogéniques qui leur sont personnelles. Canonnet conseille l'emploi d'injections de peptoniode, t Maurice Vernet l'usage du jaborandi.

CHAPITRE II

TRAITEMENT DE L'ACCÈS

On pourrait admettre théoriquement qu'une cause originelle de l'asthme marque *son* accès d'une empreinte caractéristique, de telle sorte que celui-ci livre d'emblée le secret de celle-là. Cliniquement il n'en est pas ainsi et, sauf certains cas, dans l'albuminerie par exemple, rien ne ressemble tant à un accès d'asthme qu'un autre accès, d'où qu'ils viennent l'un et l'autre. Ne nous évertuons donc point à établir le traitement causal de l'accès ; mais, nous guidant sur un type convenu, cherchons à le soulager et à le guérir le plus promptement possible, pour commencer, — ou recommencer, — la médication préventive appropriée, exposée aux pages précédentes.

Le type le plus ordinaire est l'accès d'origine neuro-arthritique qu'on envisage suivant sa durée et suivant son intensité. Les autres accès se soignent comme celui-ci, avec la prudence dans le maniement des remèdes imposée par l'âge, l'état général du sujet, la certitude ou la simple présomption de certaines causalités. Au reste il s'agit là d'un traitement d'exception qui ne saurait grever le malade, d'un traitement pour ainsi dire d'urgence, et toutes les considérations théoriques, légitimes et respectables en soi, plient devant l'argument de nécessité.

Pour plus de méthode et de clarté, j'adopte la division clinique suivante :

1° Accès mineur. — C'est l'accès léger, ou vif mais court, nocturne ou diurne, le matin au réveil, après le repas, ou à la suite d'une odeur spécifique, d'une émotion, etc.

Ces accès sont habituellement soulagés par les papiers nitrés, les cigarettes et poudres anti-asthmatiques dans lesquelles entrent la belladone, la jusquiame et le datura, médicaments qui ont un pouvoir sédatif sur l'excitabilité nerveuse. Les plus usuels, les plus connus sont le papier Fruneau, les poudres d'Exibar, Legras, Cléry, d'Escouflaire, l'anti-asthme Bengalais, les cigarettes d'Espic, de Trousseau, les cigares Gicquel, etc., etc. La liste en est longue, longue ; chaque jour les malades eux-mêmes vous en révèlent de nouveaux dont ils se font les apôtres auprès de leur médecin ou de leurs « frères » en pneumo-spasme. Mais ce qui réussit à l'un ne réussit pas toujours à l'autre ; c'est le plus souvent une question de tâtonnements, de choix individuel difficilement explicable. Et telle poudre ou telle cigarette qui a merveilleusement agi pendant des mois ou des années est frappée brusquement d'impuissance, sans qu'on sache pourquoi, sans abus même ni saturation probable. Il faut changer, essayer autre chose.

On connaît le mode d'emploi de ces substances. Il

faut respirer à fond, avaler la fumée en avalant aussi la salive.

L'usage opportun et modéré de ces poudres est sans inconvénient. Mais les malades sont tentés d'en user largement, trop largement, et augmentant peu à peu la dose utile sous l'empire de la nécessité ou de l'habitude, finissent par un véritable abus. Et il faut savoir que ces fumées tout imprégnées de poisons actifs, maniées inconsidérément, peuvent provoquer certains accidents toxiques, variables d'intensité ou de forme, suivant l'idiosyncrasie du sujet ou la prédominance de la belladone ou de la stramoine dans la substance médicamenteuse employée. Alors c'est le stramonisme, ou le daturisme, aigu ou chronique, l'atropinisme, avec leurs symptômes classiques, la sécheresse de la gorge, la mydriase, les vertiges, les hallucinations, le délire, le tremblement et les spasmes accidents sur lesquels doit s'ouvrir l'attention du médecin et qu'il se gardera bien de rapporter à l'asthme lui-même, d'après la juste remarque de Brissaud.

Je connais des asthmatiques qui ne se couchent pas sans avoir au préalable, et sans nécessité, fumé une de leurs cigarettes favorites ; sans cette précaution, ils ne dormiraient point prétendent-ils. Leur cigarette fumée, avalée, ils s'endorment avec une tranquille sécurité. C'est la satisfaction d'un besoin artificiel, et une médication de pure suggestion. D'autres, guéris depuis longtemps, ne fument plus, mais les cigarettes reposent sur la table de nuit, à portée de leur main, et le jour ils les gardent sur eux, religieusement, comme de précieuses amulettes.

On peut aussi avoir recours aux pulvérisations nasales avec l'appareil Lancelot, ou tout autre appareil anglais ou américain : (Tucker).

Quelques asthmatiques se trouvent bien d'inhaler des gouttes d'éther, de chloroforme, d'iodure d'éthyle, de nitrite d'amyle. Moyens peu à recommander à cause de l'usage abusif que sont toujours tentés d'en faire les malades de ce genre. Les asthmatiques sont candidats à toutes les mauvaises habitudes, à toutes les manies médicamenteuses. On peut essayer l'*antipyrine*, l'*aspirine*, le *pyramidon*, qui chez certains malades enrayent rapidement l'accès. Chez d'autres asthmatiques ces mêmes médicaments provoquent des accès (1).

2° **Accès moyen.** — La dyspnée est plus marquée, sans être trop violente ; elle est surtout plus longue ; les râle catarrhaux sont plus abondants. C'est une crise moyenne de quelques jours, de deux à cinq environ.

On doit commencer par asseoir le malade la tête haute, tous vêtements desserrés, fenêtre ouverte d'une chambre vaste et claire, car l'obscurité accroît l'angoisse dyspnéique. Lit ou fauteuil à volonté, mais immobilité presque absolue.

On essaiera les poudres et les cigarettes habituelles indiquées plus haut, ou on aura recours à la *pyridine*

(1) J'ai vu des accès excessivement violents provoqués par une dose minime d'aspirine. J'ai vu également des accès produits par le bicarbonate de soude.

qui diminue le pouvoir de réflectivité cérébro-spinale et augmente les sécrétions (une cuillerée à café dans une soucoupe placée dans la chambre, en renouvelant deux ou trois fois par jour) (G. Sée).

Appliquer des ventouses sèches, des cataplasmes sinapisés, des pédiluves, manuluves (1).

Faut-il employer des remèdes, et quels sont-ils ?... Il est préférable de s'en passer si l'on peut ; sinon, si l'on a la main un peu forcée, la médication varie suivant qu'il s'agit de la phase spasmodique ou de la phase purement catarrhale.

A la phase spasmodique, à titre de médicament abortif, essayer l'*antipyrine*, modérateur du système nerveux, qu'on donnera à 1 ou 2 grammes par jour, en trois ou quatre prises, au moment des repas. — Parfois le *sulfate* ou le *bromhydrate de quinine* est suivi des mêmes heureux effets : 1 gramme à 1 gr. 50 par jour — tous les deux jours — en plusieurs cachets. — Je me suis quelquefois bien trouvé d'administrer l'*ipéca* à dose vomitive, comme chez les enfants, associé ou non à l'émétique.

A cette même phase spasmodique est-il utile de prescrire l'iodure ?... Oui et non, cela dépend des cas. Voici, pour mon compte la ligne de conduite que j'ai adoptée :

Quand le sujet est vierge d'iodure, j'en prescris une dose massive, 2, 3 grammes par jour, et c'est parfois, en pareil cas, un médicament héroïque, jugulant l'accès aussi bien que la morphine. Le plus souvent l'ac-

____

(1) De Miranda a conseillé la compression du pneumogastrique au niveau du cou (*Semaine médicale*, 1898).

.tion, au lieu d'être aussi merveilleuse, se borne à une heureuse efficacité. Et suivant la dominante « seconde » on associe l'iodure à tel ou tel médicament approprié : l'*opium* pour la toux — le *chloral* pour l'insomnie — le *bromure* pour l'excitation nerveuse générale — la *teinture de digitale* quand il y a insuffisance urinaire, etc., (1).

Y a-t-il longtemps que le sujet ne prend pas de l'iodure — des mois par exemple, — ou bien, en état actuel d'ioduration systématique, estime-t-on que la dose quotidienne a été insuffisante, prescrire la dose massive *ut supra*. Améliore-t-elle, la continuer ; sinon la cesser immédiatement, et se borner à prescrire par ailleurs la médication symptomatique.

Au contraire, l'accès se produit-il chez un malade en état d'ioduration méthodique et rationnelle, comme durée et comme dose,   éclate-t-il par conséquent malgré l'iodure, cesser immédiatement celui-ci, probablement contre-indiqué ou mal toléré. Et cette brusque cessation suffit parfois, à elle seule, à soulager le malade.

Règle générale il y a contre-indication, sinon absolue, du moins relative, chez les cardiaques, chez les brightiques, chez les grands hépatalgiques avec ou sans congestion objective. Dans tous ces cas, doses moindres ou moins prolongées d'iodure de potassium.

Un excellent médicament dans ces accès moyens,

(1) On peut associer la trinitrine à l'iodure :

Potion
Soluté de trinitrine au 1/1000	X gouttes.
Iodure de potassium	1 gr. 50
Sirop de digitale	30 gr.
Eau	150 gr.

(Une cuillerée à soupe toutes 4 heures).

dans ces crises moyennes, est l'*Eupnine Vernade*, à l'iodure de caféine, que l'on peut donner même quand les autres iodures sont contre-indiqués ou mal tolérés , 1 à 2 cuillerées à café par jour, dans un peu d'eau sucrée : fractionner les doses si l'on veut, ne point prescrire trop longtemps — de trois à cinq jours ; c'est la meilleure façon d'en réserver la remarquable activité. C'est un médicament qui m'a donné presque toujours de très bons résultats (1).

J'en dis autant de l'*Iodo-Salva Evesque*, combinaison stable d'iode avec la caféine (sel double de sodium et de caféine), associée à des balsamiques. Chaque cuillerée à café contient 0 gr. 212 d'iode métalloïdique. Mêmes doses que pour l'Eupnine.

On peut employer également la potion suivante :

Iodure de potassium......		3 gr.
Teinture de lobelie		
	ââ {	2 gr.
— de polygala		
Benzoate de soude		4 gr.
Caféine.................		0 gr. 50
Sirop de codéine.........		30 gr.
Eau....................		150 gr.

(4 à 6 cuillerées à bouche par jour).

Ou l'adrénaline *per os*, soit 1 à 4 granules, en vingt-quatre heures, d'adrénaline Clin dosés à 1/4 de milligramme ; soit de V à XX gouttes de la solution au millième.

Si, dans cette même phase spasmodique, au lieu d'avoir affaire à une forme sèche, ou à peu près, on

(1) D'après Ed. Weil, l'iodure de caféine agirait surtout par la caféine, qu'on peut employer pure. On s'est servi également du citrate de caféine.

se trouve en présence d'une forme plutôt humide, on peut s'adresser de préférence à l'*atropine* : 2 à 4 granules par jour. Médication à surveiller.

Une fois le spasme vaincu et la période catarrhale installée, on aura recours aux inhalations émollientes, aux balsamiques, à la terpine, au kermès. Au besoin, on prescrira utilement, pour quelques jours, un peu d'*émétique ;* 0 gr. 05 sur 120 grammes d'eau — 2 cuillerées à café par jour, aux repas, ou bien on peut revenir à l'iodure de potassium, mais à *petites doses :* 0 gr. 60 à 0 gr. 80 par jour.

Dans tous ces cas de crises moyennes, j'ai toujours l'habitude de débuter par un balayage intestinal : purgation légère, saline de préférence. Chez les *forts,* diète lactée absolue : 1 litre et demi de lait coupé d'eau de Vichy. Et en même temps, boissons chaudes et diurétiques pour les faire uriner abondamment (1). Les malades de cette catégorie n'ont qu'à gagner, de toutes façons, à ce régime sévère (2). — Chez les *faibles,* lait, œufs peu cuits, potages, purées, vin de Bordeaux sucré en petite quantité ; mais pas de repas proprement dit, quand bien même ils auraient de l'appétit. Il ne faut ni « charger » l'estomac, ni imposer une digestion longue. Enfin on aura soin d'obtenir des selles quotidiennes.

3° Accès majeur avec ou sans crise longue. — Qu'il succède à une crise légère, moyenne, ou qu'il éclate

---

(1) C'est en pareils cas que l'on peut aussi prescrire la diurétine — 1, 2 grammes par jour — conseillée par R. Von den Velden.

(2) Parfois la diète hydrique absolue est encore préférable à la diète lactée (1 litre 1/2 à 2 litres d'Evian ou de Vittel).

brusquement, c'est l'accès de dyspnée violente, insupportable, résistant aux agents médicamenteux susindiqués et ne cédant, au moins temporairement, qu'à l'administration de la *morphine*. Celle-ci renforce l'impulsion du cœur, diminue la tension artérielle par vaso-dilatation et constitue en pareil cas le meilleur et le plus rapide des sédatifs nervins.

On la donne en potion et en injection ; règle générale mieux vaut l'injection. On l'associe utilement à l'atropine. La formule classique est :

Chlorhydrate ne morphine.....	0 gr. 40
Sulphate d'atropine..........	0 gr. 04
Eau distillée	40 grammes

(1 à 2 injections par jour, si c'est nécessaire).

Il faut être très prudent dans le maniement de la morphine, car personne ne devient aussi facilement morphinomane qu'un asthmatique. Le merveilleux soulagement invite à l'usage répété du « divin » poison ; c'est humain, mais dangereux pour l'avenir. Le besoin artificiel succède au besoin pathologique, et la morphinomanie d'abord modérée, puis massive, s'installe sournoisement. Au Mont-Dore où nous voyons d'assez fréquents accès, nous sommes sobres de piqûres, et nous avons pour principe de résister aux prières ou aux sommations inconsidérées de certains malades.

Le malade en est-il à sa première piqûre, il importe de tâter sa susceptibilité, afin de s'épargner toute surprise fâcheuse. On ne fera qu'un tiers d'injection, ou une demie, quitte à répéter dans la journée si la morphine est bien supportée, et si les circonstances continuent à l'exiger.

Toutefois, malgré de légitimes appréhensions, quand la morphine est indiquée, il faut savoir ne pas trop attendre, et si nous devons résister à quelques-uns, nous devons l'imposer à d'autres.

Il est en effet un moment *optimum* de l'intervention morphinique ; non seulement on abrège les souffrances actuelles du malade, on diminue la fatigue du cœur et des poumons, mais on abrège la durée de la crise ultérieure, ou même on la jugule. Temporiser plus qu'il ne convient, c'est recueillir un service moindre ou s'exposer à un échec complet. Il y a là une appréciation d'opportunité que doit rapidement trancher le thérapeute.

Une question se pose à propos de l'emploi de la morphine. Comment se conduire dans les accès « morphinisables » d'anciens morphinomanes guéris? Point délicat, presque un cas de conscience à résoudre. Mieux vaut alors administrer le médicament en potion, ou prescrire l'*héroïne*, et ne pas risquer de réveiller de vieux souvenirs par l'exhibition et le contact d'une seringue de Pravaz. On n'en fera usage qu'à la dernière extrémité, comme cela m'est arrivé quelquefois dans le cours de ma carrière, sans suites fâcheuses d'ailleurs et sans rappel de l'ancien « péché ».

Si une ou deux injections suffisent pour triompher de la violence de l'accès et enrayer la crise, on doit laisser reposer le malade sans le médicamenter. Sinon, si la crise continue plus ou moins longue — six, huit, dix jours — mais avec des phénomènes spasmodiques atténués, plus supportables, et qu'elle paraisse se terminer en *lysis*, on appliquera la thérapeutique totale, — externe, médicamenteuse, diététique — exposée à propos de l'asthme « moyen »:

On peut employer également les injections hypodermiques de *pantopon*, de *sédol*, de *freinix*, d'*évalmine*, d'*adrénaline*, de *sérum de Heckel*, dont les effets varient beaucoup suivant les sujets (1).

4° **Accès subintrants.** — L'accès se termine par une crise d'intensité et de durée variables, la crise engendre un nouvel accès et celui-ci une nouvelle crise, et ainsi de suite pendant dix, quinze jours, trois, quatre ou cinq semaines, deux mois. C'est un cercle vicieux dont il semble qu'on ne sortira jamais, « un état de mal » asthmatique aigu ou subaigu.

En pareils cas, il faut se garder d'une médication systématique, quelle qu'elle soit ; l'état catarrhal et l'état spasmodique changeant pour ainsi dire au jour le jour ne permettent point de formuler à longue échéance. Donc pas d'iodure, pas de bromure, pas de chloral, pas d'opium prescrits pour plusieurs journées,

____

(1) Pantopon Roche : (1 à 3 ampoules en 24 heures).
Sédol Buisson : une ampoule de 1 c. c. contient 2 centigr. de spartéine, 6 milligr. de morphine, 1/2 milligr. de scopolamine.
Freinix, papavérine et adrénaline.
Evalmine, mélange d'adrénaline et d'extrait hypophysaire, qu'il faut rapprocher de l'asthmolysine préconisé par les Allemands (1 ou 2 ampoules de 1 c. c. en 24 heures).
Adrénaline Clin : tube dosé à 1/2 milligr. ou 1/10 de milligramme, (le centimètre cube fractionné en 24 heures).
Sérum de Heckel, surrénine totale.
Quelle que soit la substance employée, il faut toujours être prudent chez les sujets neufs, comme pour la morphine. — Ces diverses injections tendent de plus en plus à se substituer à l'usage de la morphine, et il faut s'en féliciter. Il n'en est pas moins vrai que celle-ci reste parfois le remède héroïque auquel on est obligé d'avoir recours.

car le lendemain ou le surlendemain ils peuvent être
formellement contre-indiqués, ou bien le malade se
trouve beaucoup mieux de ne rien prendre. Il faut
se borner à surveiller l'asthmatique, à parer aux plus
pressants besoins, et pratiquer la seule thérapeutique
d'urgence en prescrivant pour vingt-quatre ou trente-
six heures au plus.

Ordonner le repos absolu, même dans la période de
sédation relative, car le moindre effort, ou une conver-
sation un peu prolongée, rappelle la dyspnée. — Injection de morphine au culmen des accès. — Essayer
l'Eupnine Vernade qui, en pareils cas, donne habituellement de bons résultats, mais ne la prescrire qu'à
doses discontinues. — Y a-t-il de violents accès de
toux spasmodique, ce qui n'est pas rare, donner
l'*œthone* de préférence à l'opium qui nuit un peu à
l'expectoration : (40 à 80 gouttes, en 3 ou 4 fois).

Les moyens externes réussissent parfois mieux, en
telle concurrence, que les agents médicamenteux. Ventouses (1), cataplasmes sinapisés ; ou mieux encore
pointes de feu en avant ou en arrière du thorax, application d'huile de croton et d'huile d'olive — sauf
chez les femmes et les enfants ; — enfin si tout cela
échoue, ordonner un large vésicatoire, s'il n'y a pas
de contre-indication par ailleurs. C'est parfois le
meilleur moyen d'enrayer la série de ces accès subintrants.

Alimenter le malade d'une façon suffisante, mais
à doses légères. Insister sur le lait, les boissons chau-

____

(1) Ne pas craindre de les scarifier largement.

des. — Œufs sans pain, purées, potages aux pâtes. — Soutenir avec vin vieux sucré, café, champagne coupé d'eau, etc., etc.

Surveiller les urines au point de vue quantité et analyse qualitative, et surveiller le cœur ainsi que le conseillent les classiques. Conseil à suivre rigoureusement quand il s'agit de cardiopathies avérées ou de malades âgés, mais chez les sujets jeunes et même d'âge mûr, c'est une préoccupation plutôt théorique qu'imposée par l'évidence des faits. Pour ma part, chez les malades de ce genre, purement neuro-arthri(tiques, j'ai toujours vu le cœur se comporter vaillamment et triompher victorieusement de violents orages, malgré d'impressionnantes tachycardies ou d'affolantes arythmies. Il ne faut donc pas se laisser trop effrayer par des accidents qui relèvent plus, en l'espèce, de la médication antispasmodique que de la cardio-thérapie usuelle. Rien n'empêche d'ailleurs de donner un peu de caféine, en solution ou en injection, ou de la teinture de digitale. J'estime que le pronostic des accès subintrants, surtout à partir d'un certain âge, s'établit moins sur le cœur que sur l'état du poumon. Avec un certain degré d'emphysème, favorisant l'encombrement bronchique et l'asphyxie, ils peuvent être des plus redoutables. En pareil cas, il faut surtout lutter contre l'état catarrhal ou congestif.

L'intestin doit toujours être libre. S'il y a fièvre, laxatifs larges ou lavements (1).

(1) Il y a quelquefois lieu d'instituer une large dérivation intestinale. J'ai vu de ces états asthmatiques brusquement amendés par de violents flux intestinaux. De tels accès subintrants durent parfois quinze jours, trois semaines, un mois, deux mois, résistant

On observe parfois des évanouissements, des syn-
copes, surtout chez la femme ; on les traitera par les
moyens ordinaires, au besoin piqûre d'éther. D'autres
fois, c'est du délire, de l'ictus laryngé, accidents plus
impressionnants que graves qui ne méritent pas la
surcharge de la médication en cours. Bien entendu on
ne confondra pas ce délire, d'ordre psycho-méca-
nique, avec les hallucinations produites par l'abus
des poudres ou cigarettes anti-asthmatiques, lesquelles
sont à rejeter en pareil cas.

5° **Etat de mal prolongé, chronique.** — L'asthme est
parfois une maladie d'effroyable persécution qui
inflige de longs martyres. Il ne s'agit plus de souffrances pendant quelques semaines, mais pendant des
mois, une année, des années. C'est le régime chronique, agrandi et aggravé, des accès subintrants, avec
d'épouvantables et longs paroxysmes suivis de détentes
relatives qui ne sont que des angoisses plus cons-
cientes et de plus lentes asphyxies. Des asthmatiques
passent de soixante à quatre-vingts nuits sans pouvoir se mettre au lit, d'autres demeurent des mois
couchés, d'autres enfin, pendant un an, deux ans,
errent lamentablement de chambre en chambre, attendant en vain une trêve qui ne vient pas ; ou bien sur
une période de deux, trois, quatre ans, on compte les
semaines exceptionnelles de répit, les rares jours où
les poumons respirent à peu près normalement (1).

à toute médication. La thérapeutique doit alors varier à l'infini,
et s'administrer à doses légères.

(1) J'ai vu des malades qui depuis trois, quatre, cinq ans et
plus, avaient renoncé à leur lit pour dormir dans un fauteuil, ou
sur une chaise accoudés à une table.

Et il semble que tout doive échouer, que tout échoue, contre ce mal implacable, marqué d'un sceau d'inéluctable fatalité ; le médecin découragé renonce à la lutte, et les malheureux, désespérés, que la longueur et la violence des accidents semblent toujours vouer à une mort prochaine, parlent du suicide libérateur qui mettrait fin à leurs tortures.

Les formes de ce genre, heureusement rares, peuvent se rencontrer dans les trois catégories de malades suivantes : les grands uricémiques, certains tuberculeux, les asthmo-neurasthéniques de pathogénie gastro-intestinale vraisemblable, que j'ai déjà signalés (1).

Les uricémiques réduits à cette extrémité sont des malades mal dirigés ou qui se sont affranchis de toute tutelle hygiénique et diététique. En pareils cas, tout en s'occupant des phénomènes symptomatiques suivant la méthode exposée plus haut, il faut instituer le régime convenable et la médication causale. Boissons abondantes, lait coupé d'eau de Vittel ou d'eau de Vichy ; comme remèdes, on prescrit surtout la pipérazine, le lycétol, ou même encore l'urotropine, l'urodonal, dissolvants énergiques de l'acide urique : trois cuillerées à café par jour entre les repas, pendant une semaine ; cesser quelques jours, puis reprendre.

L'état de mal chez les tuberculeux reconnaît habituellement pour cause l'inflammation ou le tiraillement du pneumogastrique, ou sa compression par une

_____

(1) Dans les cas, très rares d'ailleurs, où l'état de mal asthmatique serait sous la dépendance de malformations thoraciques, d'origine rachitique ou non, — aplatissement, rigidité — on serait fondé à recourir au traitement chirurgical (cas de Hirschberg, de Achard et Flandin).

masse ganglionnaire, de volume variable, décelable ou non par la radioscopie ; c'est l' « asthme-névrite ». — Les dilatations aortiques peuvent aboutir au même syndrome chronique. — D'autres fois, il s'agit de tuberculeux guéris ou à peu près, mais avec une sclérose diffuse et profonde, avec un emphysème énorme masquant de vieilles cavernes cicatrisées. Dans ces divers cas, pour atténuer autant que faire se peut la violence et la continuité des accidents, il n'est malheureusement qu'un seul traitement utile, c'est l'usage *systématique* de la morphine ou de l'adrénaline. Tout le reste échoue. Il faut donc en passer par là, quoi qu'il en coûte, et quels que soient les inconvénients ultérieurs, en admettant qu'ils aient le temps de se réaliser.

Chez les asthmo-neurasthéniques, tout l'art consiste à nourrir le malade, malgré tout et malgré lui-même, à l'arracher ainsi à cette anorexie instinctive ou volontaire qui est le prélude de la cachexie. Sinon, il est difficile de remonter le courant, la convalescence est aussi longue et aussi dangereuse que la maladie, et le malade, guéri de son asthme, n'ayant plus la force d'une réaction spasmodique, finit par mourir de misère physiologique. Donc *nourrir*, telle est la dominante thérapeutique. En même temps, on sera autant que possible sobre de morphine, et on surveillera le fonctionnement de l'intestin.

C'est dans les divers cas de ce genre que j'ai conseillé le retour aux *cautères* ou aux *sétons*, à titre d'exutoires utiles et de dérivatifs permanents, m'appuyant sur des faits cliniques spontanés et sur la théorie des abcès de fixation (1). Brissaud rapporte un cas signalé par Letulle, où une longue crise chez un cachectique fut brusquement dénouée par l'apparition d'un zona cervical, qui du même coup guérit à jamais la névrose. J'ai vu des asthmatiques notablement soulagés par la production spontanée d'abcès dentaires (2), ganglionnaires, et je viens d'observer le fait intéressant, suivant : une jeune femme de vingt-six ans, très arthritique, avec un asthme continu pendant cinq ans, d'intensité variable, soignée — à tort d'ailleurs — par des injections de cacodylate de soude ; à la suite d'une piqûre, furoncle, puis série de furoncles énormes qui nécessitent deux opérations sous anesthésie ; le tout dure six mois, et pendant ces six mois pas l'ombre d'asthme ; les furoncles guéris, *l'asthme reparaît, mais atténué.* — Enfin je connais tels asthmatiques chroniques porteurs de cautères ou de sétons et qui s'en trouvent bien (3).

6° Accès chez les enfants. — Chez l'enfant, le traitement est sensiblement le même que chez l'adulte.

Dans la première enfance, on donnera l'ipéca : 0 gr. 10 par année d'âge (Comby), ou la teinture de lobélie (Moncorvo). On appliquera des cataplasmes,

(1) Asthme et abcès de fixation. Moncorgé, in *Revue du Mont-Dore*, 1907.

(2) Trois cas notamment de phlegmon dû à l'évolution d'une dent de sagesse.

(3) Je viens d'observer le fait suivant : Un malade était en « état de mal » asthmatique depuis trois mois ; survient un point de pleurésie purulente au niveau de la scissure interlobaire droite, aussitôt les sibilances disparaissent de ce côté. Huit jours après, elles disparaissent du côté gauche. Il s'agissait donc, en l'espèce, d'un asthme symptomatique (qu'on avait d'ailleurs qualifié d'essentiel) que fit résoudre un abcès pleural « de fixation ».

au besoin des ventouses sèches. Comme régime, lait et tisanes chaudes. S'il y a lieu petits lavements.

Dans la seconde enfance, en outre de ces divers moyens, on pourra employer les injections de morphine, d'après cette formule de Comby :

Chlorhydrate de morphine..... 0 gr. 01
Sulfate d'atropine .... 0 gr. 001
Eau de laurier-cerise.......... 10 gr.
(1 à 4 seringues dans les 24 heures).

On peut également employer les injections adrénalinées : 1/4 ou 1/2 dose, d'après l'âge.

Si l'enfant n'a jamais été ioduré, on prescrira utilement, en plein accès, l'iodure de potassium.

Dans les formes bronchitiques, congestives ou «pseudo-broncho-pneumoniques», avec fièvre intense, assez fréquentes chez les .enfants, applications d'enveloppements sinapisés deux fois par jour, bains tièdes, et médication interne appropriée.

Aussi bien pour la médication causale ou pathogénique que pour la médication de l'accès, j'ai multiplié à dessein les types et les formes cliniques afin de serrer de plus près la réalité et de proposer un guide thérapeutique plus sûr. On conviendra sans doute, après cet exposé, que ce n'est pas toujours une tâche aisée de traiter un asthmatique, et on aura raison de conclure ainsi. Bien plus, après s'être péniblement orienté au milieu de ces formes si variées, de ces types si divers, de nouvelles difficultés peuvent naître de réactions individuelles paradoxales, d'idiosyncrasies déroutantes qui mettent en échec la médication la plus rationnellement instituée. Il ne faut ni s'en étonner, ni se décourager. Certains cas comportent une série d'essais aléatoires et de tâtonnement forcés aussi bien dans la période intercalaire que pendant l'accès ; avec cette différence que dans la première le médecin a le temps de faire ce qu'il veut, dans le second il fait ce qu'il peut.

CHAPITRE III

ASTHME NASAL

Dans l'asthme quel qu'il soit, on a tout à gagner à assurer une respiration nasale physiologique. On devra donc, en dehors même de tout postulat étiologique, libérer le nez des polypes, des déviations de cloison importantes, des hypertrophies massives, en tant qu'ils sont un obstacle au jeu normal de la respiration ; à plus forte raison s'il est un rapport présumé de cause à effet entre l'asthme et la lésion nasale. Mais en pareils cas, qu'il s'agisse d'exérèse de lésions évidentes ou d'interventions plus légères tendant à modifier l'état anatomo-physiologique de la muqueuse, le médecin sera prudent dans ses affirmations et réservé dans ses promesses. Il peut y avoir surprises, mécomptes, et le malade vous tient rigueur d'un espoir déçu. Une erreur est possible, en effet, partielle ou totale sur l'importance attribuée au facteur nasal, ou bien d'autres causes associées, ou d'autres causes ultérieures maintiennent l'asthme malgré une méthode thérapeutique proposée et acceptée comme radicale.

J'ai vu bien des exemples de ce genre où de multiples interventions ont été couronnées d'insuccès notoires ! Aussi conseillé-je toujours dans les cas d' « asthme pneumo-bulbaire préjugé d'origine nasale », de ne promettre que « sous conditions » et, tout en faisant le nécessaire du côté du nez, de ne rien négliger au point de vue du traitement général. Il faut sur ce terrain une étroite collaboration du médecin et du spécialiste, et on ne saurait trop prendre de précautions thérapeutiques... et oratoires contre un échec possible.

Voilà, d'une façon très générale, comment on peut envisager la thérapeutique chirurgicale préventive de l'asthme pneumo-bulbaire d'origine nasale ; — les détails en seront indiqués plus loin. Quant au traite-met de l'accès, il ne diffère en rien du traitement que nous connaissons, sauf adjonction de cocaïne, appli-quée localement — badigeonnage ou pulvérisation avec solution à 1 % — qui procure parfois un certain soulagement.

Mais à côté de cet asthme nasal broncho-spastique où le nez joue le rôle de zone asthmogène, au même titre que tout autre organe, il est un autre asthme nasal, de forme clinique assez individualisée, où le nez est à la fois la cause et l'unique théâtre, ou à peu près des accidents spasmodiques ; je dis à peu près, car il leur arrive parfois de déborder hors du champ primitif, en vertu d'une loi de propagation bien connue ; toutefois, même en telle occurrence, le début et le maximum des accidents restent très loca-lisés. Cet asthme nasal comprend toute la gamme des rhino-spasmes, tous les coryzas paroxystiques, à forme sèche, humide, à forme périodique, apériodique. Or, quelle que soit la dominante clinique, spasmodique

ou vaso-congestive, quel que soit le rythme de l'apparition, régulier ou irrégulier, toutes ces rhinites ont
un fonds commun, des traits communs, et relèvent
d'une thérapeutique commune. Savoir traiter les unes
c'est savoir traiter les autres, et, au lieu de se livrer
à d'inutiles répétitions, il paraîtra naturel et il suffira
de choisir, comme exemple, le type·clinique le plus
fortement et le plus originalement individualisé, c'est-
à-dire le *rhume des foins.*

Je l'envisagerai successivement dans son hygiène
prophylactique, dans son traitement médical, dans
son traitement chirurgical, dans ses accès.

§ I. — Hygiène prophylactique

Soustraire le malade à la cause déterminante de
l'accès, tel est le but du traitement préventif.

C'est à partir du mois de mai, vers le 20 environ,
plus tôt même si la saison est chaude, qu'éclatent les
accès d'éternuements lorsque le citadin fait une pro-
menade à la campagne. Une fois prévenu, et sachant
les ennuis qui l'attendent, le malade ne devra donc
pas quitter la ville jusqu'à la fin du mois de juin, et
les ruraux, de leur côté, feront bien de se réfugier au
cœur des grandes cités, si cet exode leur est possible.
N'allons pas croire toutefois que les grandes villes
mettent à l'abri des accès, — la diffusion des pollens
est facile et leur transport à longue distance, et une
si faible quantité suffit chez certains idiosyncrasiques,
— mais les crises y sont habituellement moins violentes. D'autre part, la médaille a son revers avec la
floraison de certaines espèces d'arbres asthmogènes

qui ornent les squares, les places, les quais, les boulevards : tilleuls, platanes, marronniers, etc.

Le mieux serait de garder la chambre pendant toute la période critique, fenêtres et portes closes, et je connais des malades particulièrement éprouvés qui s'y résignent. Mais ce moyen héroïque n'est pas à la portée de tous, pour des raisons diverses faciles à comprendre, et bien peu ont le courage ou le pouvoir de se claustrer ainsi, de se condamner à cette « retraite » pollinique.

Si on est obligé de sortir, qu'on évite le grand soleil du milieu du jour, car on connaît le rôle joué parfois par la lumière trop vive, la lumière crue ; qu'on ait un chapeau à larges bords, et de grandes lunettes de verre noir encadrant complètement l'orbite. Les Anglais engagent leurs malades à se garantir la face d'un voile spécial, de gaze de soie légère, et M. Mackensie conseille de placer dans les fosses nasales de petits tampons de coton pour filtrer l'air.

Au lieu de ce filtrage de l'air, et pour donner à la muqueuse nasale un véritable vernis protecteur annulant ou amoindrissant l'action des agents irritants extérieurs. Garel emploie avantageusement les pulvérisations de vaseline liquide pure ou mélangée de salol ou de menthol à 1/20 (1). On applique l'huile de vaseline, soit au pinceau, soit au moyen d'un pulvérisateur spécial. Sajous et Lermoyez sont également partisans de l'emploi de la vaseline.

Autant que possible on évitera les vents et les moyens de locomotion qui exposent au soulèvement

____

(1) Garel. *Rhume des foins.*

poussières : bicyclette, voiture, automobile. Même
mmandation pour les sports. Si l'on peut, on chan-
de climat ; on quittera la plaine pour un séjour
titude, mais à condition de quitter la montagne à
tour quand, plus tardivement, s'y installe la
iode des foins. Il faut fuir devant l'ennemi.

es Anglais et les Américains conseillent le séjour
le littoral où la brise de terre seule risque de don-
quelques accès. Le remède le plus efficace serait
voyage sur mer pendant toute la période du rhume
foins. Remède aussi souverain que peu pratique ;
longues croisières ne sont pas à la portée de tout le
nde.

§ II. — TRAITEMENT MÉDICAL

Le rhume des foins n'est qu'une variété de rhinite
asmodique et toutes ces rhinites dénoncent un état
hyperexcitabilité locale sous la dépendance de l'hy-
rexcitabilité générale, et cette hyperexcitabilité géné-
le dénonce à son tour, nous le savons, une intoxi-
tion ou une infection sous-jacente. Théoriquement,
ute intoxication et toute infection peuvent condi-
nner le coryza des foins, et je l'ai déjà signalé dans
prétuberculose ou dans la tuberculose en évolution,
ais ce n'est qu'une exception. Pratiquement le
ume des foins, le hay-fever, de même que toute la
amme des coryzas spasmodiques, périodiques, apé-
odiques, accusent surtout l'intoxication arthritique,
écifiée par l'uricémie ou, plus vaguement, par l'en-
mble de nombreux dérivés toxiques attribués aux
gesta. Trousseau et Guéneau de Mussy ont considéré

le rhume des foins comme une manifestation arthritique, et de nombreux auteurs se rallient à cette théorie de la cause constitutionnelle : Bondet, Leflaive, Lermoyez, Garel, Molinié, Norton Wilson, etc., etc. Et comme ces coryzas paroxystiques ne sont à tout prendre que des formes asthmatiques réduites, c'est prévoir qu'ils relèvent du traitement général de l'asthme neuro-arthritique, — hygiène, hydro-minéralisation, régime, agents médicamenteux — auquel s'ajoutent des moyens secondaires variables, suggérés par la directe accessibilité de l'organe.

Pour l'hygiène et le régime, Rumbold et Norton Wilson conseillent de les appliquer sévèrement un mois ou deux avant l'éclosion habituelle des accès. D'après Percepied, Jacquet a pu guérir des malades par la diète chlorurée (1).

Comme remèdes internes, tous les anti-spasmodiques et névrotoniques ont été vantés tour à tour : opium, belladone, solanées diverses, bromures, iodures, etc.

Certains auteurs préconisent l'emploi systématique des alcalins pour combattre l'uricémie, en empêchant l'élévation du taux de l'acide urique dans le sang. D'autres affirment que les alcalins sont sans action sur l'acide urique (P. Fauvel, H. Labbé). Quelques-uns enfin, Bishop, Norton Wilson, déclarent que l'usage des alcalins est formellement contre-indiqué, comme

(1) En dehors du coryza constitutionnel, diathésique, il peut s'agir d'une rhinite vaso-réflexe d'origine viscérale, gastrique, hépatique, intestinale. En ce cas, la médication préventive sera, naturellement, causale. L'examen de ces malades doit donc être général, aussi complet, aussi approfondi que chez les asthmatiques pneumo-bulbaires.

tendant à favoriser l'uricémie. Bishop prescrit une préparation acide de phosphates, associant à cette médication quelques doses de morphine et d'atropine. Il est également favorable à l'usage prolongé de la lithine (30 à 60 centigr. par jour), médicament que rejettent Haig et Norton Wilson. Celui-ci administre de préférence l'acide sulfurique aromatique ou l'acide phosphorique et prescrit le salicylate de soude, trois fois par jour, à doses de 10 à 25 centigrammes.

Belbèze, qui rejette l'iodure, conseille les injections de cacodylate de soude, un mois au moins avant l'accès. Heymann, admettant que l'hypothyroïdisme peut être une cause du rhume des foins, traite avec succès quelques cas par l'extrait de corps thyroïde.

Le Mont-Dore est aussi bien indiqué dans le coryza des foins, dans l'asthme des foins, que dans l'asthme ordinaire et produit les mêmes heureux résultats. Indépendamment de son usage interne, de son action générale constitutionnelle, anti-diathésique, l'eau thermale s'emploie localement en inhalation, en douche nasale, en bain nasal, en pulvérisations nasales et dépose son enduit siliceux sur toute la surface de la muqueuse. On utilise également — et c'est une excellente méthode — les gaz captés des sources où domine l'acide carbonique, agent anesthésique précieux contre les affections spasmodiques.

On peut essayer localement, à titre préventif, les pulvérisations nasales, humages ou « reniflages » avec de l'eau de Cologne dédoublée, de l'eau-de-vie dédoublée ou au 1/3, de l'eau salée, afin d'endurcir la muqueuse et la rendre moins susceptible.

C'est dans le hay-fever surtout que les médecins américains appliquent la méthode vaccinale. On commence par identifier le pollen provocateur au moyen des cuti-réactions, et on vaccine par des solutions appropriées. Goodale a bien étudié la pathogénie du hay-fever, et précisé la technique de la vaccination.

§ III. — Traitement chirurgical

Les lésions nasales évidentes sont assez rares dans le rhume des foins ; on peut donc en faire abstraction pour ne s'occuper que de la pituitaire hyperesthésiée et presque toujours congestionnée.

Quelle conduite à tenir en pareil cas, en dehors des petits moyens locaux déjà proposés pour atténuer l'excitabilité réflexe de la muqueuse ?... La méthode habituellement employée est la cautérisation, chimique, ignée.

La cautérisation chimique a fort peu de partisans en France. A l'étranger on a préconisé successivement l'acide nitrique, l'acide chromique (Frankel, Heryng), l'acide acétique (Sajous). L'emploi des deux premiers est à rejeter, car ils sont de manipulation difficile et même dangereuse. L'acide acétique, d'un emploi plus commode, aurait donné des résultats satisfaisants.

La cautérisation ignée, par le galvanocautère, est la méthode de choix ; c'est celle qui a rallié le plus de suffrages en France, et à l'étranger, Roe, Kœller, Allen, Moure, Baratoux, Garel, etc.(. On la pratique de préférence sur le cornet inférieur préalablement anes-thésié par la cocaïne, quelquefois sur le cornet moyen, exceptionnellement sur la cloison — cinq ou six raies de feu, étagées dans les deux fosses nasales, en procédant d'arrière en avant. Les uns opèrent légèrement, de simples attouchements ignés, ne cherchant qu'à modifier l'épithélium ; les autres labourent profondément, obtenant de fortes réactions et fatalement la destruction d'un certain nombre d'éléments nerveux, et attribuent les insuccès de la méthode à la timidité de l'intervention. C'est la *main lourde* et la *main légère*.

Certains spécialistes sont partisans de l'intervention préventive, quelque temps avant l'accès ; d'autres préfèrent opérer en pleine crise, deux ou trois séances espacées d'une dizaine de jours.

Quels sont les résultats de la méthode en dehors de tout traitement général ? Brissaud, Jacques, Bichaton, etc., ont signalé l'insuffisance fréquente du traitement nasal. Quelques spécialistes, par contre, vantent la précellence de son emploi exclusif : « C'est à la cautérisation seule, dit Garel, que l'on doit attribuer les résultats les plus sûrs et les plus brillants. » « Mais, ajoute-t-il, il ne faut pas être trop ambitieux ; si les améliorations importantes sont pour ainsi dire la règle, les guérisons complètes sont l'exception »... Que penser de cette divergence d'opinions, et comment conclure pratiquement ?

Nous savons que l'excitation réflexe de la muqueuse nasale est conditionnée par l'excitabilité générale ; celle-ci est la cause première, celle-là la cause seconde, un effet, comme une pathogénie de deuxième plan. Une logique élémentaire veut qu'on s'occupe d'abord

et surtout de la cause première et que, en conséquence, le traitement médical prime le traitement chirurgical. S'hypnotiser sur la seule zone asthmogène,
ne voir que le nez dans le phénomène nasal, c'est
regarder avec un œil de myope, c'est ne faire que de
la physio-pathologie incomplète, c'est s'exposer à
méconnaître le *primum movens*, sans compter d'autres
mécanismes organo-fonctionnels, — gastrique, hépatique, intestinal, — qui relient ceci à cela par une
chaîne ininterrompue et nécessaire. Un spécialiste ne
doit pas être un pur « localiste », il doit être aussi
« généraliste » et capable de synthèse. Cautériser un
nez, c'est ne traiter qu'un effet, traitement insuffisant.
Détruire l'épithélium, détruire des éléments nerveux de
la muqueuse nasale, est au fond d'une thérapeutique
brutale et quelque peu barbare, et, toutes proportions
gardées, — s'il est permis de comparer de petits
inconvénients aux grands, — il serait aussi logique de
songer à l'amputation du gros orteil pour guérir 'a
goutte (1) ! Je sais bien que de telles interventions
locales tendent à supprimer le lien d'union entre le
terrain neuro-arthritique et l'agent irritant extérieur,_
comme le dit Garel, et que de cette manière, l'acte
réflexe devenant impossible, la crise n'a plus lieu.
Mais, à moins de destruction irrémédiable qu'il faut
bien se garder d'infliger, ces liens d'unions reparais-
sent et « raccrochent » le terrain à l'agent extérieur.
Et tout est à recommencer, et on recommence parce
que c'est simple, facile, et que, à tout prendre, le

(1) Yonge vient de proposer et de pratiquer la résection du nerf
nasal. Une telle opération est à rejeter.

malade aime mieux bénéficier de petits résultats immédiats pour une affection d'ailleurs passagère, que de s'imposer une thérapeutique de longue haleine qui le gêne dans ses habitudes, et dont l'importance causale lui échappe.

Que conclure donc ?... Il faut conclure au double traitement, général, local, si l'on veut obtenir non pas des améliorations, mais des guérisons. Il faut se guider d'après l'espèce, Si l'on compte avoir du temps devant soi, instituer le traitement général, sans toucher à la muqueuse nasale. Sinon, si l'on est pris de court, cautériser aussi efficacement que possible ; la cautérisation est une thérapeutique de semi-urgence ou d'urgence ; elle relève du traitement de l'accès, du traitement symptomatique plus que du traitement pathogénique, lequel doit toujours être l'idéal du médecin. Mais avec la cautérisation, et en pleine crise, il faut avoir grand soin de prescrire *en même temps* le traitement général ; c'est sagesse pour l'avenir et ce peut être de bonne précaution même pour le présent. Chez certains uricémiques en effet, chez certains goutteux, il est parfois imprudent de supprimer brusquement une manifestation spasmodique ou vaso-sécrétoire, c'est un exutoire utile ; la diathèse abandonnée à elle-même tend à se faire jour sur un organe plus important et d'après un mode plus pénible. Au contraire, traitée à sa source, et pour ainsi dire tarie « en amont », on peut sans inconvénients fermer « à l'aval ».

§ IV. — Traitement de l'accès

On peut essayer de soulager les accès par un traitement local et par un traitement médical proprement dit.

Comme traitement local, en dehors de la cautérisation déjà indiquée, il est un certain nombre de moyens médicamenteux qu'il est utile de connaître, et qui s'appliquent sous des formes variées : inhalations, poudres, badigeonnages, etc., etc.

On a employé un grand nombre de substances en inhalations : vapeurs de camphre, de chloroforme, d'acide phénique, etc. M. Mackensie dit avoir obtenu d'excellents effets par les vapeurs de chlorhydrate d'Az H². Quelques auteurs ont préconisé le chlorure d'ammonium. — H. Mollière conseille les inhalations d'eau de Cologne ; Leflaive, le baume de Fioravanti ; Lermoyez et Mahu se sont servis de l'air chaud.

Diverses poudres calmantes ou modificatrices ont été vantées ; le sous-nitrate de bismuth par Leflaive, l'orthoforme par Lichtwitz, la poudre à base de menthol par certains auteurs, Garel entre autres. Leur usage est inoffensif, mais leur action bien précaire et bien contestable.

Les lavages médicamenteux sont à déconseiller ; quant aux pulvérisations, l'huile de vaseline mentholée ou salolée — 1/20 ou 1/30 — rend des services en apportant quelque soulagement immédiat.

On peut employer en pulvérisations le mélange suivant :

Chlorhydrate de cocaïne.....   2 centigr.
Sulfate d'atropine...........   5 milligr.
Adrénaline au 1000ᵉ.........   15 centim. cubes.

Un mot seulement sur la cocaïne dont l'abus a fâcheusement couronné l'usage, et qui dans le domaine des coryzas spasmodiques a causé plus de méfaits qu'elle n'a rendu de réels services. Son action est double, anesthésique et décongestive, mais elle s'épuise rapidement, et pour obtenir le même soulagement, il faut souvent répéter la dose et l'augmenter progressivement. Le médecin la conseillera prudemment, car la cocaïnomanie s'installe avec autant de facilité que la morphinomanie. On l'emploie en pulvérisation à 1 %, au moment de l'accès, en badigeons, ou en poudre mixte. — On peut se servir également de la stovaïne.

Signalons le traitement mécanique de Denker d'Erlangen), qui combat l'hyperexcitabilité de la pituitaire par un massage méthodique après tamponnement avec cocaïne et adrénaline. Il aurait ainsi obtenu des résultats très satisfaisants.

Dunbar a imaginé une méthode nouvelle à point de départ logique, qu'on emploie volontiers à l'étranger mais qui s'est difficilement acclimatée en France. En injectant à de jeunes chevaux la toxine pollinique, il obtient un sérum qui renferme une antitoxine type, et ce sérum, il l'emploie en injections, ou mieux encore, en remède local, en poudre — la *pollantine* — qui s'applique directement sur la muqueuse et arrête les effets pathologiques de la fièvre des foins, mais sans conférer une immunité réelle (1), Glegg, Heindl concluent aux bons effets de la pollantine. Mais la durée de son action, purement palliative d'ailleurs, est courte, quelques heures seulement ; il faut donc en répéter l'emploi, qui aura lieu le matin surtout, et ne négliger aucune mesure prophylactique (A. Labbert). La pollantine soulage aussi bien, quelquefois mieux, les symptômes oculaires que les troubles de la muqueuse nasale.

Billard et Mallet (de Clermont-Ferrand) ont modifié la technique de Dunbar. Ils injectent dans le péritoine du canard de la poudre de lycopode en suspension dans de l'eau savonneuse. Le sérum de l'animal est instillé dans le cul-de-sac conjonctival.

Rowland (d'East-Corinthe) préconise l'injection du sérum antidiphtérique contre la fièvre des foins, et affirme avoir obtenu, rapidement, un certain nombre de guérisons. Il est difficile de saisir la logique d'une telle médication (2).

Avec ces injections de sérums divers, nous entrons en somme dans le traitement médical de l'accès qu'il peut être utile de prescrire. Laissons de côté les purgatifs, révulsifs, l'ipéca, voire même la saignée, et ne retenons que la médication calmante et anticatarrhale, l'atropine, qui a fait ses preuves dans un grand nombre de cas. Sajous conseille des granules de 1/8 de milligrammes, toutes les quatre ou six heures, sui-

(1) Langlois. *Presse médicale*, 1006.

(2) L'action paraspécifique de certains sérums est peut-être aussi intéressante que leur action spécifique même.

vant l'intensité des crises. Certains auteurs y associent la morphine à doses minimes.

On peut utilement prescrire la formule suivante de Lermoyez :

Sulfate neutre d'atropine.....   0 gr. 005
Sulfate de strychnine........   0 gr. 03
Sirop d'écorce d'or, amères...   400 grammes

Deux cuillerées à soupe par jour — aux repas.

(L'emploi de l'atropine est à surveiller ; certains asthmatiques y sont très sensibles).

Enfin, en même temps qu'on s'adresse aux troubles rhino-spastiques, on s'efforce de soulager les symptômes oculaires. On conseille des bains d'yeux avec de l'eau froide, ou avec l'eau chaude légèrement salée (Roberts), ou de l'eau boriquée mélangée à l'eau de rose avec une petite dose de camphre et d'extrait d'hamamelis. Galezowki prescrit des instillations de la solution suivante (1) :

Sulfate d'ésérine............   0 gr. 02
Eau distillée ....   10 gr.

Tels sont les divers moyens capables de soulager cette infirmité saisonnière, gênante, pénible, heureusement temporaire. Mais la diversité même de ces moyens, leur multiplicité — sans compter les échecs — accusent la fragilité et l'insuffisance de la méthode locale. Il faut si l'on veut guérir — *et on peut, on doit guérir du rhume et de la fièvre des foins comme de l'asthme pneumo-bulbaire,* — il faut toujours en revenir au traitement général, constitutionnel, qui

____

(1) Garel. *Rhume des foins.*

modifie profondément le terrain neuro-arthritique, et avec lui les conditions essentielles de l'hyperexcitabilité. Hors de là, tout n'est que demi-mesure, tout est vanité ou à peu près. Malheureusement une affection passagère n'invite qu'à de passagères précautions ; on oublie, autant en emporte le printemps. Le malade, mal convaincu ou incapable d'un long effort, se trahit tout le premier, et l'insuccès dénonce son insouciance ou sa mauvaise volonté plus que l'impuissance radicale de la thérapeutique.

TABLE DES MATIÈRES

DEUXIÈME PARTIE

TRAITEMENT 169

Impr. GARNIER & Cⁱᵉ, Saint-Maixent-l'Ecole.